Mª Mercedes Gallas Torreira

Gestión de calidad del servicio odontológico

Mª Mercedes Gallas Torreira

Gestión de calidad del servicio odontológico

Aproximación teórico-práctica

Editorial Académica Española

Imprint
Any brand names and product names mentioned in this book are subject to trademark, brand or patent protection and are trademarks or registered trademarks of their respective holders. The use of brand names, product names, common names, trade names, product descriptions etc. even without a particular marking in this work is in no way to be construed to mean that such names may be regarded as unrestricted in respect of trademark and brand protection legislation and could thus be used by anyone.

Cover image: www.ingimage.com

Publisher:
Editorial Académica Española
is a trademark of
International Book Market Service Ltd., member of OmniScriptum Publishing Group
17 Meldrum Street, Beau Bassin 71504, Mauritius

Printed at: see last page
ISBN: 978-620-2-16200-5

GESTIÓN DE CALIDAD DEL SERVICIO ODONTOLÓGICO

Mª Mercedes Gallas Torreira

ÍNDICE

ÍNDICE

0. PRÓLOGO..7

1.CALIDAD DE SERVICIO ODONTOLÓGICO 11

    1.1. Calidad asistencial 13

    1.2. Satisfacción del cliente-paciente odontológico 23

    1.3. Análisis de la satisfacción del cliente-paciente odontológico 27

    1.4. Salud oral y calidad de vida 40

2. APROXIMACIÓN TEÓRICA A LA CALIDAD DEL SERVICIO ODONTOLÓGICO 47

    2.1. Edentulismo 51

    2.2. Tratamiento del edentulismo 56

3. CASO PRÁCTICO DE ANÁLISIS DE LA CALIDAD DEL SERVICIO ODONTOLÓGICO 65

    3.1. Contexto del servicio odontológico 68

    3.2. Análisis de los datos sociodemográficos y clínicos 71

    3.3. Análisis de control de calidad asistencial 82

        3.3.1. Análisis de calidad técnica de un producto odontológico 83

        3.3.2. Análisis del cuestionario OHIP-20sp 95

        3.3.3. Análisis del cuestionario OHIP-14post 102

3.3.4. Análisis del cuestionario OHIP-20sp (índice OHIP-ADD) 109

3.3.5. Análisis del cuestionario OHIP-14post (índice OHIP-ADD) 126

4. SERVICIO ODONTOLÓGICO Y CALIDAD DE VIDA ORAL .131

4.1. Valoración de la calidad de vida 133

5. REFERENCIAS BIBLIOGRÁFICAS ....….......145

6. ANEXOS 165

6.1. Anexo 1. Cuestionario OHIP-20E (EDEN) 167

6.2. Anexo 2. Cuestionario OHIP-14POST 169

0. PRÓLOGO

por Mario Pérez-Sayáns García

Prólogo por Mario Pérez-Sayáns García

Es siempre una tarea gratificante prologar un libro, pero en este caso lo es aún más por el carácter único y diferenciador del presente volumen. Este libro es un ejemplo de integración de actividad investigadora con actividad profesional y a su vez, da sentido a la actividad clínica diaria. Como odontólogo con actividad profesional en Implantología desde el año 2005, desde mis comienzos uno de los aspectos que más me preocupaba al finalizar cada una de mis jornadas laborales, era conocer si realmente los pacientes que había atendido, se encontraban satisfechos con mi desempeño profesional.

El modelo de ejercicio de práctica clínica odontológica personalista, independiente y autosuficiente va quedando relegado por la propia multidisciplinariedad del servicio odontológico prestado. Por otra parte, en la búsqueda de la excelencia clínica debemos aceptar la continua evaluación crítica de la calidad del trabajo que realizamos. Los profesionales de la Odontología máxime en el ámbito privado tenemos tendencia a desarrollar nuestro trabajo de manera aislada y debido a ello nos creamos opiniones subconscientes sobre nuestro desempeño profesional que a veces, nada tienen que ver con la opinión real de nuestros pacientes.

Existen varias razones que justifican la lectura de este libro, aunque considero las siguientes como las más significativas. El libro describe concisa y claramente los aspectos más relevantes de la calidad asistencial dirigida a la clínica odontológica. Actualmente, actividad clínica y gestión deben ser componentes absolutamente integrados e imprescindibles en la búsqueda de la excelencia del ejercicio de nuestra profesión. Conceptos vinculados a la gestión, como la eficiencia, la calidad, la excelencia, la satisfacción, la odontología basada en la evidencia, etc... no constituyen un riesgo o una jerga banal sino una oportunidad de mejora continua e implementación. Como clínicos gozamos de una excelente formación científico-técnica pero con lagunas de conocimiento precisamente en gestión clínica. En el texto se describe con un ejemplo cómo la eficiencia de un tratamiento odontológico implantológico es la premisa previa que nos permitirá implementar nuevas estrategias de organización cuyo principal objetivo debe ser mejorar la atención al paciente-cliente, disminuir la presión asistencial de los profesionales y ampliar progresivamente nuestra oferta terapéutica y de servicios (en definitiva, iniciarnos en la gestión clínica). Sin embargo, para mí como clínico, la razón que sin lugar a dudas justifica su lectura es la social, ya que, el objetivo último de la asistencia sanitaria, es el cuidado o la curación de un paciente. De ahí, la necesidad de conocer los factores reales que provocan satisfacción en los pacientes tras recibir un tratamiento odontológico. Sirva su lectura para concienciarnos en nuestra obligación de mejorar, como odontólogos, nuestra práctica profesional diaria.

1. CALIDAD DE SERVICIO ODONTOLÓGICO

Mª. Mercedes Gallas Torreira

1.1. Calidad asistencial

La calidad constituye el nuevo desafío para los gestores del sector odontológico. Se requiere de la creación y funcionamiento de un sistema que mejore de forma continuada los servicios prestados, logre la satisfacción de los usuarios-pacientes dentales, mejore el posicionamiento de mercado de la empresa e implemente la gestión administrativa de los servicios odontológicos prestados, evitando quejas y reclamaciones. La calidad en la producción se refiere a las características del producto final que es definida por la empresa de acuerdo a las necesidades identificadas en el cliente. Sin embargo, los servicios de salud odontológica son, en sí mismos, un sistema en el que existen múltiples procesos en un sólo evento, es decir, para que se preste atención odontológica a un paciente, es preciso que éste acceda a un proceso de atención que incluye el ingreso y recepción del paciente, la atención odontológica y finalmente una prescripción o una indicación de tratamiento. En los servicios odontológicos el usuario-paciente no obtiene un producto específico como cuando compra algo específico (producto o servicio). Son las series de procesos que intervienen para que se propicie esta atención en las mejores condiciones, las que intervienen y determinan la satisfacción del usuario.

La definición clásica de calidad asistencial de Avedis Donabedian (1980) establecía como calidad de la atención a aquella que se espera que pueda proporcionar al usuario el máximo y más completo bienestar después de valorar el balance de ganancias y pérdidas que pueden acompañar el proceso en todas sus partes. Posteriormente, en 1988, define calidad como los logros de los mayores beneficios posibles de la atención médica con los menores riesgos para el paciente. Por tanto, la calidad asistencial podría interpretarse en dos dimensiones interrelacionadas e interdependientes: la técnica y la interpersonal. La primera se refiere a la aplicación de la ciencia y la tecnología médicas de manera que rinda un máximo de beneficio para la salud sin aumentar con ello sus riesgos. La atención interpersonal mide el grado de apego a valores, normas, expectativas y aspiraciones de los pacientes. Según este modelo la calidad del servicio está basada en un enfoque técnico médico y, por tanto, su evaluación será competencia de los profesionales de la salud quedándose corta para medir la perspectiva de los pacientes, esto es, la calidad funcional percibida (Donabedian, 1988).

De acuerdo con Donabedian, los componentes de la calidad asistencial son:

- Componente técnico o aplicación de la ciencia y la tecnología en el manejo de un problema, de forma que rinda el máximo beneficio sin aumentar sus riesgos.

- Componente interpersonal, basado en que la relación entre las personas debe seguir las normas y los valores sociales que gobiernan la interrelación de los individuos en general, según los dictados éticos de los profesionales y las expectativas y aspiraciones de cada persona individual.

- Componentes del confort o elementos del entorno del usuario que le proporcionan una atención más confortable.

De esta forma, sistematiza el abordaje de la calidad desde la perspectiva de la salud identificando tres componentes, el técnico-científico, la interacción médico-paciente y beneficiario-sistema. Centrando la evaluación de la calidad del sistema de salud en tres componentes: estructura, proceso y resultado (Donabedian, 1993). Entendiendo por **estructura** la calificación y cantidad de personal, de los equipos e instrumental disponibles, los recursos financieros, las instalaciones y otros recursos materiales, las normas y reglamentos existentes y la organización establecida. Refiriéndose como **proceso** al conjunto de actividades que se realizan en la atención y aquellas que se desarrollarán para asegurar la ejecución de ese proceso. Y finalmente **resultado** es la consecuencia que tiene el proceso de atención con el consiguiente cambio en el estado de salud. Además incluye el análisis del nivel de impacto, el cumplimiento de indicadores y de los gastos efectuados, así como la identificación de nuevos problemas con el objeto de lograr una implementación continua (Moreno, 2012).

Más tarde, en 1989, la *International Organization for Standarization* (ISO) definiría la calidad como el grado en que las características de un producto o servicio cumplen los objetivos para los que fue creado (ISO, 1989). Esta definición introduce la idea de que la calidad asistencial puede ser medida y que dependerá de cómo se defina el objetivo que debe cumplir. Aparecen las normas ISO-9000 con el objetivo de unificar estándares en los numerosos enfoques de los sistemas de aseguramiento de la calidad. En el año 2000, tras una reforma radical se reemplaza el concepto de sistema de calidad por el de Sistema de Gestión de Calidad.

En 1991, la Organización Mundial de la Salud (OMS) define atención sanitaria de alta calidad como aquella que identifica las necesidades de salud, ya sean educativas, preventivas, curativas o de mantenimiento, de individuos y población, de forma total y precisa, destinando los recursos humanos y materiales de forma oportuna y tan efectiva como el estado actual del conocimiento lo permita.

Por consiguiente, la calidad de la atención odontológica podría ser definida como el hecho de otorgar la atención oportuna al usuario, conforme a los conocimientos y principios odontológicos vigentes (estado del arte) para satisfacer las necesidades de salud y expectativas del usuario, del prestador de servicios y de la institución. Las expectativas de la institución valorarían la calidad de la atención odontológica en función del cumplimiento de normas vigentes emitidas por ella misma, equidad en el acceso y productividad adecuada. La satisfacción del paciente es el resultado del balance entre percepciones positivas y negativas, teniendo en cuenta el papel que en esta percepción tienen las expectativas, los preconceptos de atención en salud dental que tenga el paciente y, todo ello, basado en sus experiencias personales, entorno, características sociales y personalidad.

La satisfacción es un parámetro útil para evaluar las consultas y los modelos de comunicación médico-paciente. La medición de la satisfacción del usuario se basa en la aplicación de encuestas y entrevistas como herramientas de investigación. El diseño de las mismas se realiza determinando aquellas preguntas más apropiadas para evaluar el nivel de satisfacción del paciente, de acuerdo con el tipo de servicio, con las cuales se miden aquellos atributos que él considera esenciales en su satisfacción. Si ya están definidos los atributos del servicio, entonces se confecciona una encuesta dirigida al paciente o consumidor del servicio, donde las preguntas van dirigidas a cómo el paciente percibe a su criterio los atributos del servicio (Donabedian, 1988).

Sin embargo, la satisfacción está determinada por los hábitos culturales de diferentes grupos sociales y su definición varía según el contexto social y está influida por factores tales como la accesibilidad a los servicios, la oportunidad para la atención, la amabilidad en el trato médico, el proceso de la atención dispensada, la disponibilidad de personal implicado en la atención, la disponibilidad de equipo material y de medicamentos, la solución del problema de salud, la información suficiente y oportuna sobre el tratamiento, el proceso y los resultados, así como la comodidad durante el proceso de atención (Watcher y cols., 1998).

De forma general, podemos concluir que los pacientes valoran tres aspectos de la atención sanitaria: a) aspecto instrumental, b) aspecto expresivo o afectivo y c) aspecto comunicativo (emitir y recibir información).

Por otra parte, debemos tener presente que el usuario-paciente en general carece del conocimiento científico y técnico específico y que el estado físico y mental del paciente puede impedirle o incapacitarle para emitir juicios objetivos, la rapidez del proceso asistencial condiciona tener una opinión objetiva y comprensiva de lo que está ocurriendo y la dificultad en definir lo que él mismo considera calidad (Watcher y cols., 1998).

La calidad depende de las características perceptivas del paciente, varía con la edad, el sexo, el nivel educativo y socioeconómico, los cambios en la salud (si se han tenido experiencias previas con la atención sanitaria), etc.

Los profesionales proveedores de asistencia sanitaria no son sólo proveedores de satisfacción para los usuarios, sino que también aseguran la correcta atención por medio de los aspectos de la calidad técnica; el usuario establece una relación fiduciaria con el profesional, basada en la asunción de que el profesional obrará de la manera más adecuada y le aconsejará sobre lo que más le convenga (Donabedian, 1993).

En 1977, la Asamblea Mundial de la Salud (OMS) acuerda que el principal objetivo social de los Gobiernos y de la propia OMS debería ser la consecución en el año 2000 para la población mundial de un nivel de salud que les permitiera llevar una vida social y económicamente productiva. Para ello, en la 32ª Asamblea Mundial de la Salud, se invitaron a los estados miembros a que considerasen el documento "Formulación de estrategias con el fin de alcanzar la Salud para Todos en el año 2000" (SPT 2000) como base para la formulación de sus políticas, estrategias y planes de acción nacionales con el fin de alcanzar un grado aceptable de Salud para Todos en el año 2000. En este documento, aprobado en 1979, se hacía mención a que, independientemente del proceso, cada país especificase sus metas y prioridades en salud después de haber identificado y analizado cuidadosamente sus problemas de salud y su capacidad socio-económica para abordarlos, siendo, a la luz de este análisis, de donde surgirían las principales orientaciones para alcanzar esas metas sanitarias, que se reflejarían en el plan nacional de acción, donde se especificarían, a su vez, las políticas a seguir y los objetivos, cuantificados en la medida de lo posible.

En Europa, se adoptó plenamente el objetivo Salud para Todos, con la aprobación en 1980 de la estrategia regional de Salud para Todos por el Comité Regional. La estrategia SPT 2000 tiene como propósito definir "las condiciones que deben cumplirse para que las personas gocen de buena salud... las mejoras que pueden lograrse... y proponer las acciones oportunas para asegurar que estas mejoras puedan conseguirse". Su aprobación supone la necesidad de contar con datos poblacionales comparables para elaborar indicadores de seguimiento entre los países miembros.

En España, en la década de los años 80, se establece la Encuesta de Salud, que se configura en los años 80 como instrumento fundamental para el seguimiento del estado de salud de la población española y sus determinantes, así como el uso de los servicios sanitarios, con el fin de evaluar el impacto de las políticas y estrategias de salud pública. La primera encuesta realizada en España data de 1983, con la encuesta de Salud de Barcelona, seguida en el año 1986 por el País Vasco y, finalmente, en el año 1987 se realiza la primera Encuesta Nacional de Salud. Desde ese momento y hasta la fecha actual, se han realizado 84 encuestas, 32 de ámbito nacional y 52 de ámbito autonómico. De ellas, 7 encuestas (9%) tienen como objeto de estudio la salud bucodental, incluyéndose aquí encuestas de administraciones públicas, asociaciones profesionales y financiadores privados, destacando la encuesta La Salud Bucodental en España, que se realiza aproximadamente cada cinco años desde 1993 (Requena y cols., 2013).

En el ámbito europeo, la Comisión Europea publica una serie de indicadores con el fin de analizar y comparar la situación entre grupos de población o zonas geográficas que puedan ser útiles para la determinación de políticas prioritarias. Se trata de una serie de indicadores basados en datos fiables y comparables, fundamentales para formular estrategias y políticas destinadas a mejorar la salud de la población europea y realizar un seguimiento de su aplicación. La Comisión Europea publica varias series de indicadores y datos sobre la salud con el fin de seguir ampliándolos para incluir nuevos aspectos sanitarios dignos de atención. Uno de los objetivos de la Comisión es producir datos comparables sobre la salud y los comportamientos que influyen en ella, las enfermedades y los sistemas sanitarios.

Así, del Eurobarómetro, herramienta que sirve para medir la opinión pública europea a través de encuestas realizadas a la población en los distintos países miembros, se realizan dos ediciones estándar al año y otras ediciones adicionales de publicación irregular. Cada año se realizan unas encuestas para conocer la opinión de la población respecto a aspectos referentes a la salud.

El Eurobarómetro 2010 sobre salud bucodental consta de 16 preguntas. No obstante, únicamente tres hacen referencia la calidad asistencial y más concretamente a accesibilidad a los servicios odontológicos:

- ¿Tiene dentista a menos de 30 minutos de su domicilio o centro de trabajo?
- Cuando lo necesita, ¿tiene usted acceso a una clínica dental?
- ¿Acude a clínica privada cuando necesita cuidados dentales?.

Ya en 1993, la Oficina Regional de la OMS para Europa y las autoridades sanitarias danesas formularon una propuesta en favor de una política de mejoramiento continuo de la calidad en la atención sanitaria, que abarcaba lo siguiente:

- una definición de la calidad y de los principales componentes de la atención sanitaria; una descripción de los principios básicos del mejoramiento continuo de la calidad;

- la identificación de los principales protagonistas, de las responsabilidades y de las actividades en todos los niveles del sistema de atención sanitaria de un país.

De acuerdo a una política de mejoramiento continuo de la calidad lo esencial es utilizar los mejores resultados de la atención a partir de lo siguiente:

1.-El establecimiento de los objetivos en materia de calidad;

2.- La evaluación de la calidad y la determinación de los mejores resultados;

3.- El mejoramiento de la calidad mediante el análisis y la utilización de la experiencia práctica para lograr los mejores resultados.

4.- El seguimiento de la aplicación continua del proceso.

De esta forma, el proceso abarca el control, la evaluación, el mejoramiento y la garantía de la calidad debiendo cumplir con los siguientes requisitos:

1.- Tomar en consideración las experiencias de los pacientes.

2.- Las actividades al nivel local deberán formar parte integrante del trabajo cotidiano de todas las categorías de personal.

3.- La responsabilidad del mejoramiento de la calidad de la

atención incumbe en último término a los directores de todos los niveles, aun cuando todos los dispensadores de atención sanitaria tienen una función a desempeñar.

El proceso de mejoramiento continuo estará basado en la autoevaluación y autoregulación más que en el control y en la fijación de normas legales (Racoveanu y Johansen, 1995). Las experiencias del paciente son el conjunto de percepciones que una persona experimenta cuando interactúa con un profesional sanitario, percepciones se reciben en diferentes niveles: físico, cognitivo, emocional y psicológico. Cuando las percepciones son positivas, generan fidelización y lealtad, por ello es fundamental tenerlas en consideración. La habilidad de un gestor para crear buenas experiencias para sus clientes-pacientes constituye una ventaja competitiva clara de una clínica dental en relación a su competencia. En un mercado saturado de ofertas, hacer que el cliente-paciente perciba nuestra empresa de servicios como diferente y mejor nos permitirá desmarcarnos de la competencia.

La idea del mejoramiento continuo de la calidad en la atención sanitaria se ha llevado a la práctica con buenos resultados en algunos ámbitos concretos (hospitales, servicios de atención primaria de salud, seguros médicos, etc.) y el tema es de interés también para los responsables servicios odontológicos. Cabe prever que la reorientación de la investigación médica y odontológica produzca importantes cambios en el desarrollo de la atención prestada, y conlleve progresos importantes en muchos ámbitos, como la prevención de las enfermedades dentales crónicas, el aumento de la supervivencia del cáncer oral y la detección precoz de afectaciones sistémicas. Por otro lado, existe la posibilidad de reactivar la esfera de la promoción de la salud en el ámbito odontológico, actualmente descuidada. A medio plazo, esta filosofía empresarial mejora el desarrollo sostenible de resultados. Porque si nuestros clientes-pacientes están satisfechos, su identificación con nuestra marca y su nivel de confianza en la misma es mayor, por lo que aumentará la adherencia a los tratamientos propuestos y, como consecuencia, aumentará su nivel de satisfacción. Para ello, comprender qué valoran y cómo perciben la calidad nuestros clientes-pacientes nos dará idea de que factores condicionan la satisfacción con los servicios prestados por nuestra empresa.

1.2. Satisfacción del cliente-paciente del servicio odontológico

En el sector odontológico actualmente existen una serie de condicionantes que generan interés por aspectos relacionados con la satisfacción y la fidelidad de los clientes-pacientes. Destacaremos entre ellos, el creciente dinamismo de los mercados lo que obliga a dar una respuesta rápida a las cambiantes demandas de nuestros clientes-pacientes. El aumento notable de la competencia y a la vez la reducción de la diferenciación, lo que nos obliga a la búsqueda de valores añadidos para el cliente-paciente. La creciente exigencia y experiencia del cliente-paciente que nos conduce a incrementar los esfuerzos de marketing. Y las nuevas tecnologías aplicadas no sólo en la atención clínica de nuestros clientes-pacientes sino también en la gestión de bases de datos para realizar acciones orientadas al consumidor. La opinión de los usuarios constituye la piedra angular para identificar problemas, fundamentalmente relacionados con el trato, las relaciones interpersonales, con la coherencia de la información recibida o con la coordinación de los distintos servicios ofertados por una organización prestadora de servicios sanitarios.

Partiendo de la definición de calidad de servicio como la prestación de un servicio a un nivel superior a las expectativas del paciente, debemos como proveedores de servicios sanitarios intentar conocer cómo se generan las expectativas de nuestros clientes-pacientes para poder no sólo satisfacer estas expectativas sino superarlas. De modo general, existen una serie de factores que afectan a las expectativas de todo usuario de una empresa de servicios:

- Promesas de servicio explícitas. Todo aquello que se exponga a los clientes-pacientes sobre el servicio que van a adquirir afectará a sus expectativas y por tanto, el proveedor del servicio deberá únicamente hacer promesas realistas y precisas. Una clínica dental que oferta en su publicidad primera visita gratuita debe ser consecuente con su anuncio, un posible cliente-paciente no aceptará de buen grado descubrir que la primera visita únicamente es gratuita si se realiza el plan de tratamiento completo.

- Promesas de servicio implícitas. Debido a la intangibilidad del servicio prestado, los clientes-pacientes tomarán otros indicios de calidad como referencia. Así analizarán la calidad del servicio desde una doble perspectiva: la calidad durante el proceso y la calidad del resultado final. Desde el primer enfoque serán analizados todos los pasos desde el primer contacto, considerando éste como el momento en el que el futuro cliente oye hablar o comentar algo sobre la consulta dental, desde el primer anuncio que recibe, desde que contacta por primera vez a la clínica bien por teléfono o internet o bien personalmente. El aspecto cuidado de la consulta, la decoración, cómo le atienden por teléfono, el ambiente, denotará calidad de una manera implícita. Desde la segunda perspectiva de calidad, el cliente-paciente tendrá en cuenta el resultado final del proceso (por ejemplo: la prótesis dental elaborada).

- Necesidades personales. Un proveedor de servicios debe tener muy presente siempre y en todo momento las necesidades y expectativas personales de los clientes-pacientes. El motivo de consulta por el que el cliente-paciente acude debe ser tenido en cuenta o valorado durante todo el proceso aunque éste no sea considerado prioritario por el profesional de la odontología. Por otra parte, las necesidades personales de nuestros clientes-pacientes pueden variar a lo largo del servicio y sufrir cambios las expectativas del paciente.

- Experiencias pasadas. Las expectativas de los pacientes-clientes se basan en experiencias previas con el proveedor de servicios o con sus competidores. Si la clínica dental lleva un registro de problemas, quejas y reclamaciones, podrá mejorar el servicio al eliminar la posibilidad de cometer nuevamente errores del pasado.

- Capacidad de respuesta. No responder con eficiencia a la demanda de los clientes-pacientes en un momento dado puede generar insatisfacción. La solución pasa por poder preverlo a tiempo, existe una mayor demanda de servicio durante los días previos a períodos vacacionales. Algunos clientes-pacientes prefieren hacer una revisión o consultar por una molestia antigua justo antes de emprender un viaje de vacaciones por miedo a que la molestia se agudice en ese período. Las expectativas de los clientes-pacientes cambian según las circunstancias que rodean a la necesidad percibida por el cliente-paciente. El hecho de haber satisfecho las expectativas de un cliente en un momento dado no implica continuar haciéndolo siempre. Las expectativas cambian en la medida en la que cambian las circunstancias de los clientes y también cambian como resultado de las medidas tomadas por los competidores. Por lo tanto, como proveedores de servicios debemos vigilar continuamente tanto las expectativas de los clientes como las ofertas de mercado de los competidores.

- Referencias de terceros. Las informaciones positivas o negativas sobre el servicio recibido por otros clientes-pacientes (familiares, amigos o conocidos) influye sobre los potenciales nuevos clientes pero también sobre los antiguos clientes modificando positiva o negativamente sus propias expectativas sobre el servicio.

- Otras alternativas de servicios. El aumento de competidores de un proveedor de servicios aumenta las expectativas de recibir un servicio de calidad por parte de los clientes-pacientes. El nivel de exigencia de los clientes será mayor si la competencia es mayor, resultando improbable que los clientes se muestren satisfechos con un

26

servicio deficiente cuando existe gran cantidad de alternativas de cambio de proveedor en el mercado.

1.3. Análisis de la satisfacción del cliente-paciente odontológico

La opinión del usuario es fundamental para incrementar la calidad de la prestación de un servicio y la satisfacción del mismo. Una de las herramientas mayoritariamente empleadas para la evaluación de la satisfacción de los usuarios con los servicios prestados son los cuestionarios de satisfacción posterior a la prestación de un servicio. Su objetivo principal es conocer cómo evalúan los clientes-pacientes la organización (fundamentalmente estructura y proceso) y establecer una retroalimentación informativa hacia el personal con el objeto de que éste conozca la evaluación de su actividad global. La manera más sencilla de evaluar la opinión de nuestros clientes-pacientes es mediante una encuesta online enviada días después del alta médica o de la finalización del tratamiento. Existe una clara relación entre satisfacción del cliente y lealtad y fidelización del mismo. De acuerdo con Küster (2002): la calidad del servicio ofrecida se traduce en la satisfacción de los pacientes; la satisfacción se traduce por una mejor fidelización del cliente y un cliente fiel es más rentable para la empresa a corto, medio y largo plazo. La percepción de la calidad que tiene el cliente-paciente del servicio no es unidimensional, éste evalúa la calidad del servicio prestado desde cinco aspectos fundamentales:

- Fiabilidad. Un aspecto fundamental en la percepción de

calidad, propiedad que concierne a la coherencia y responsabilidad del prestador de un servicio y a su cumplimiento de las promesas realizadas. Este aspecto se presupone desde el momento en que el cliente-paciente entra en la clínica, un cliente nunca entrará sin estar seguro o casi seguro de que le van a prestar un servicio de calidad. Por ello, es fundamental no realizar nunca promesas irrealizables, debemos ser capaces de cumplir las promesas realizadas a nuestros clientes-pacientes.

- Sensibilidad. La capacidad de percibir las expectativas de los clientes-pacientes, de considerarlas con celeridad y disposición de prestación de ayuda contribuye de manera esencial a conseguir la satisfacción de los clientes-pacientes. No se trata únicamente de la actitud personal del odontólogo sino de todo el personal de la clínica tiene impacto sobre la percepción del cliente-paciente.

- Confianza. Se trata de una característica muy importante en los servicios como los odontológicos en los que el cliente-paciente percibe un alto riesgo. El nivel de confianza aumenta a medida que el cliente-paciente conoce a los profesionales que conforman el equipo a través de su propia interacción con ellos. Nuestro cliente debe sentirse seguro y debe tener plena confianza en el odontólogo y en su equipo. Una forma de crear confianza es con la imagen personal del profesional, de su equipo y de la consulta (imagen de marca). Otra forma es avalar nuestra imagen de marca con los currículos académicos y profesionales de los miembros del equipo o destacando la experiencia profesional exclusiva en un determinado ámbito o patología.

- Empatía. La capacidad de ponerse en lugar del cliente-paciente, de hacerle sentirse único, tratado de manera especial e interesarse por sus necesidades desde su punto de vista y no desde el punto de vista del odontólogo o de la empresa es importante para alcanzar la satisfacción del cliente-paciente.

- Aspectos tangibles. Debido a la propia intangibilidad del servicio prestado en el ámbito odontológico, los gestores de una empresa de servicios odontológicos deben cuidar con esmero las instalaciones físicas, el equipamiento, los recursos humanos y materiales, la política de comunicación y marketing para que transmitan la imagen adecuada de nuestra marca.

Pero puesto que los usuarios de un servicio odontológico afrontan una oferta de carácter parcialmente intangible, heterogénea, de producción y uso simultáneos y en la que ellos mismos participan activamente, su valoración de la calidad del servicio y por ende, su grado de satisfacción no se basa en las mismas características tangibles que sustentan la evaluación de los bienes de consumo, ni conlleva los mismos procesos cognitivos y/o afectivos de éstos. Por otra parte, para un usuario la evaluación de un servicio es más compleja que la evaluación de un bien físico, y esta complejidad se incrementa a medida que aumenta la intangibilidad del servicio prestado. Si a una mayor complejidad en la evaluación y a un riesgo de compra percibido mayor debido a su propia intangibilidad unimos las características de personalidad de los prestadores del servicio, y las del propio cliente-paciente todo ello induce a que el juicio de calidad del usuario antes, durante y después del proceso de prestación se torne complejo. Analizar la satisfacción del usuario de servicios odontológicos en una población determinada requiere el empleo de un cuestionario culturalmente sensible, que capte su contexto sociocultural y las características específicas de cada país en relación a los sistemas sanitarios odontológicos. En ausencia de un "*gold standard*" definitivo para medir la satisfacción dental, la validez de constructo se convierte en lo esencial de la validación de escala obtenida al obtener una estructura de factores significativa mediante el análisis factorial (valores alfa de Cronbach) (Skaret y cols. 2004).

La satisfacción del paciente odontológico es un concepto multidimensional que consiste en dominios como relación odontólogo-paciente, accesibilidad del tratamiento dental; ambiente de la clínica y coste del tratamiento (Chapko y cols.,1985; Corah y cols.,1985). Está influenciada por diferencias interculturales en actitudes, creencias, percepciones y expectativas de la población, así como por la específica organización nacional de los servicios odontológicos del país analizado (Skaret y cols. 2004). Por todo ello, la satisfacción del cliente de servicios odontológicos, se convierte en una medida de resultado de salud que indica el estado de salud individual, la calidad de la atención dental recibida, el cumplimiento y la utilización de los servicios dentales (Davies y Ware, 1981; Alveslalo y Uusi-Heikkik, 1984; Reifel et al., 1997). Los pacientes generalmente puntúan los ítems estrechamente asociados con aspectos de la satisfacción del paciente y estos puntajes se pueden analizar no sólo para cuantificar la satisfacción sino también para evaluar la validez y confiabilidad del instrumento. En este sentido, se ha desarrollado una gama de cuestionarios para evaluar la satisfacción dental; por ejemplo, el Cuestionario de Satisfacción Dental de 19 ítems (Dental Satisfaction Questionnarie-DSQ (Davies y Ware, 1981); la Escala de Satisfacción de Visita Dental con 10-items (Dental Visit Satisfaction Scale- DVSS) (Corah y cols., 1984) y la Escala de Satisfacción Dental Australiana con 31-items (Australian Satisfacción Dental Scale-1999-DSS) (Stewart y Spencer, 2002).

El DSQ, ideado por Davies y Ware (1982), recopila información sobre un mayor número de factores relacionados con la satisfacción dental que el DVSS. El DSQ tiene 19 elementos calificados en una escala de tipo Likert con categorías de respuesta: 1, completamente de acuerdo; 2, de acuerdo; 3, indeciso; 4, en desacuerdo; y 5, en completo des acuerdo (Tabla 1). Los ítems 1, 3, 4, 5, 8, 11, 13 y 17 tienen puntuación inversa. El índice general de satisfacción dental se obtiene al sumar los 19 ítems clasificatorios, por lo que varía oscilando entre 19 y 95. El DSQ tiene cinco subescalas: calidad (ítems 2, 6, 11, 14, 16, 17 y 18), manejo del dolor (ítems 4, 8 y 19), acceso (ítems 5, 13 y 15), costo (ítems 3 y 10) y disponibilidad / conveniencia (ítems 7 y 9).

Tabla 1. Versión inglesa y española de DENTAL SATISFACTION QUESTIONNAIRE (DSQ).

DENTAL SATISFACTION QUESTIONNAIRE (DSQ)

1 There are things about the dental care I receive that could be better. *(Hay aspectos del tratamiento dental que recibo que podrían mejorarse).*

2 Dentists are very careful to check everything when examining their patients. *(Los dentistas muestran un cuidado especial cuando examinan a sus pacientes).*

3 The fees dentists charge are too high. *(Los dentistas cobran precios demasiado elevados).*

4 Sometimes I avoid going to the dentist because it is so painful. *(Algunas veces evito ir al dentista porque hacen mucho daño).*

5 People are usually kept waiting a long time when they are at dentist's office. *(Normalmente los pacientes tienen que esperar mucho tiempo en la clínica dental).*

6 Dentists always treat their patients with respect. *(Los dentistas siempre tratan a sus pacientes con respeto).*

7 There are enough dentists around here. *(Hay suficientes dentistas en mi zona).*

8 Dentist should do more to reduce pain. *(Los dentistas deberían hacer más para reducir el dolor).*

9 Places where you can get dental care are very conveniently located. *(Las consultas de los dentistas están en lugares a los que es muy fácil llegar).*

10 Dentist always avoid unnecessary patient expenses. *(Los dentistas siempre evitan a sus pacientes gastos innecesarios).*

11 Dentists aren't as thorough as they should be. *(Los dentistas no son tan exhaustivos a la hora de examinar a sus pacientes como deberían).*

12 I see the same dentist just about every time I go for dental care. *(Me atiende el mismo dentista casi siempre que necesito tratamiento dental).*

13 It's hard to get a dental appointment for dental care right away. *(Es difícil conseguir una consulta con el dentista de forma inmediata).*

14 Dentists are able to relieve or cure most dental problems that people have. *(Los dentistas son capaces de aliviar o curar la mayoría de problemas dentales que los pacientes le puedan presentar).*

15 Office hours when you can get dental care are good for most people. *(El horario de atención de los dentistas es conveniente para la mayoría de la gente).*

16 Dentists usually explain what they are going to do and how much it will cost before they begin treatment. *(Los dentistas suelen explicar en qué consistirá el tratamiento y su coste antes de iniciarlo).*

17 Dentists should do more to keep people from having problems with their teeth. *(Los dentistas deberían hacer más para evitar que las personas tengan problemas dentales).*

18 Dentists' office are very modern and up to date. *(Las consultas de los dentistas son muy modernas y disponen de las últimas tecnologías).*

19 I am not concerned about feeling pain when I go for dental care *(No tengo miedo a sentir dolor cuando voy al dentista

---

**Item Wording in English and (Spanish) version.*
Note: The five response categories are: 1, agree completely (completamente de acuerdo); 2, agree (algo de acuerdo); 3, undecided (dudoso); 4, disagree (algo en desacuerdo); and, 5, disagree completely (completamente en desacuerdo). Items 1, 3, 4, 5, 8, 11, 13 and 17 are reverse scored.

Posteriormente, Corah y cols. en 1984 presentaron una escala de satisfacción de la visita dental (DVSS) de 10-items para registrar la satisfacción con el dentista en el contexto de una visita específica (Tabla 2). Los 10-items propuestos fueron seleccionados entre los 26-items de la escala de satisfacción de la visita médica (*Medical Interview Satisfaction Scale*; MISS:2) adaptándolos al dentista y a los problemas dentales. La escala médica de referencia proporciona tres subpuntuaciones relacionadas con la satisfacción cognitiva, afectiva y conductual así como una puntuación de satisfacción global. El análisis de los ítems de la escala fue realizada manteniendo los tres aspectos de satisfacción de la escala MISS y al mismo tiempo reduciendo al mínimo el número total de ítems en la escala (10 vs 26).

Tabla 2. DENTAL VISIT SATISFACTION SCALE.

DENTAL VISIT SATISFACTION SCALE (DVSS)

INFORMATION-COMMUNICATION

1.- After talking with the dentist. I Know what the condition of my mouth is.

2.- After talking with my dentist. I have a good idea of what changes to expect in my dental health in the next few months.

3.- The dentist told me all I wanted to know about my dental problem(s).

UNDERSTANDING-ACCEPTANCE

4.- I really felt understood by my dentist.

5.- I felt that this dentist really knew how upset I was about the possibility of pain.

6.- I felt this dentist accepted me as a person.

TECHNICAL COMPETENCE

7.- The dentist was thorough in doing the procedure.

8.- The dentist was too rough when he worked on me.*

El análisis factorial proporcionó una estructura de tres factores que claramente rememoraba a las tres dimensiones del MISS. Para el DVSS final se seleccionaron 10-ítems con las puntuaciones más altas en la misma dimensión que en la escala MISS. Los tres factores fueron los mismos que en la escala MISS definidos más explícitamente como información-comunicación (ítems 1-3), comprensión-aceptación (ítems 4-6) y competencia técnica percibida (ítems 7- 10). Por medio de entrevistas, observaciones y una revisión de la literatura Wolff y cols. (1978) identificaron estas tres dimensiones de satisfacción como las más relevantes clínicamente en el contexto de la interacción paciente-proveedor.

Sin embargo, curiosamente la mayoría de estas escalas de satisfacción dentales, que se han originado en países desarrollados, no han sido validadas psicométricamente (Ntabaye y cols. 1998). Por lo tanto, independientemente de las similitudes socio-económicas y culturales existentes con los países de origen de las mismas, las versiones traducidas de tales escalas podrían no reflejar adecuadamente la "imagen verdadera" de la satisfacción dental entre los habitantes de otro país. Así han sido publicados muchos cuestionarios de satisfacción del paciente dental, pero sólo dos han sido validados para otros idiomas además de su idioma original: la Escala de Satisfacción de la Visita Dental (DVSS, Hakeberg et al., 2000; Stouthard et al., 1992) y el Cuestionario de

Satisfacción Dental (DSQ, Davies y Ware, 1982; Golletz et al., 1995; Milgrom et al., 2008; Skaret et al., 2004). Por otra parte en España, aunque se han publicado algunos estudios sobre la calidad de vida relacionada con la salud oral (Cortés et al., 2010; Montero et al., 2008; 2009) y también estudios sobre la satisfacción del paciente con la atención dental recibida (Balaguer et al. 2011; Escribano-Hernández et al., 2012; González-Lemonier et al., 2010; Llena et al., 2011; López et al., 2002; Peñarrocha et al., 2007), no se ha realizado ningún estudio de satisfacción con la atención odontológica empleando un cuestionario validado para el territorio español.

En relación a la satisfacción del paciente con un tratamiento protésico rehabilitador realizado (producto odontológico), está establecido que, para evaluar objetivamente la satisfacción subjetiva del paciente, debe emplearse un instrumento psicométrico como un cuestionario estructurado normalizado como OHIP (Kim y cols. 2014). Además, en los ítems de evaluación para evaluar la satisfacción del paciente se recomienda incluir los siguientes: función fisiológica (capacidad de masticar y hablar), aspectos psicológicos (satisfacción general, apariencia y retención y estabilidad mejoradas) y función social. Además, existen cuestionarios como el OHIP-EDENT específicamente desarrollado para pacientes edéntulos (Allen y cols. 2002).

El dentista del siglo XXI, para alcanzar éxito profesional, no sólo debe tener amplios conocimientos actualizados de las ciencias odontológicas y en todos los aspectos que afectan a la práctica clínica odontológica, sino que debe ser competente en una extensa área de habilidades, incluyendo búsqueda, investigación, análisis, solución de problemas, manejo de materiales e instrumental, planificación, comunicación, coordinación y trabajo en equipo, así como comprender su relevancia en la práctica clínica de la profesión de dentista. Estos aspectos de la práctica profesional que se ocupan la organización, gestión y calidad en la práctica clínica, no son, sin embargo, tratados adecuadamente en los planes de estudio de nuestras universidades.

La calidad implica excelencia, rigor, la adecuación a lo requerido, el conseguir unos procesos y un resultado que no únicamente cumpla los objetivos de salud odontológica (tratamiento del dolor, rehabilitación de la función y estética del sistema estomatognático), sino que consiga un alto grado de satisfacción en nuestros clientes-pacientes. Para alcanzar estos retos, no se precisa ninguna cualidad personal, sino del preciso seguimiento de unos procesos que requieren, primero su conocimiento y posteriormente su adecuado seguimiento y control.

La calidad no es precisamente sinónimo de más tecnología, de mejor trato, de menor costo, de más cantidad de tratamientos realizados, de rapidez, de solución de los problemas del paciente, de capacidad técnica y ética del profesional; es la sumatoria de todos estos elementos y muchos otros.

El primer paso para lograr un proceso de mejora continua de una clínica dental es el establecimiento adecuado de una buena política de calidad: un sistema que establezca claramente lo esperado por los empleados y que defina a la vez las características de los productos y servicios que serán brindados a los clientes-pacientes asumiendo la necesidad y conveniencia de un proceso de mejora continua de la organización empresarial. Dicha política debe ser comunicada a todos y cada uno de los miembros del equipo de trabajo de la clínica dental y requiere de su compromiso e implicación real. Este proceso debe ser compatible con los valores morales y las expectativas económicas, educativas, sociales y éticas, tanto de los empleados y dirección como de los mismos pacientes. Se concreta con el establecimiento de estándares de calidad que sirven como referencia para el trabajo diario, la resolución de problemas y la toma de decisiones.

En comparación con la investigación de aspectos clínicos en Odontología, las referencias bibliográficas sobre las actitudes y preferencias de los pacientes dentales como consumidores de un servicio proporcionado por los dentistas son relativamente limitadas. En una encuesta realizada en los EEUU (OShea y cols.1986) sobre las razones por las que los pacientes cambiaron de dentista, la razón más común que dieron (aparte de haberse mudado a otra zona) fue la inadecuada comunicación. Son varios los estudios que indican (APEAS, 2008) que el 80% de las dificultades que surgen el ámbito de las consultas sanitarias son dificultades de transmisión de información. Los pacientes muestran más insatisfacción con la información que reciben de los profesionales sanitarios que con cualquier otro aspecto de la atención sanitaria (Burgueño, 2013). Aunque no dudamos, que los servicios sanitarios y el objetivo de los clínicos como proveedores del servicio (en nuestro caso, odontólogos) siguen siendo los mismos (salud y bienestar oral), el diseño de los procesos asistenciales ha cambiado sustancialmente. Máxime cuando los gestores clínicos han comenzado a tomar en consideración las expectativas de los pacientes y se preocupan no sólo por satisfacer las necesidades de los pacientes (Canca y cols,

2012). En este sentido, el 2º informe de quejas y reclamaciones publicado por el Consejo de Dentistas de España en Junio de 2018, establece que aunque la gran mayoría de los pacientes presentan reclamaciones por motivos clínicos (71%), en un 28% de las quejas aparece el motivo económico y un 17% se corresponde a motivos administrativos. Los principales motivos de queja clínica son los tratamientos con implantes de dentales (representan el 38% de estas reclamaciones), seguido de los tratamientos con prótesis (28%), la odontología conservadora, la ortodoncia, endodoncias, cirugía y periodoncia.

Las quejas por tratamiento protésico han experimentado un incremento del 41% y las debidas a tratamiento con implantes un 27%. Con relación a las quejas por motivos económicos, éstas reflejan un incremento del 11% con respecto a 2015. El tratamiento inacabado se posiciona como principal motivo de queja de índole económica. Por último, con respecto a las quejas presentadas por causas administrativas, éstas han aumentado un 9% con relación a 2015, siendo la "mala atención al paciente" la principal causa dentro de este grupo de quejas. Sin lugar a dudas, el secreto del éxito es focalizarse en la satisfacción del paciente tal como establece Busby (2011) al indicarnos que la evidencia científica sugiere que existe una relación directa entre la calidad del servicio percibida por el cliente-paciente y la rentabilidad de la empresa de servicios odontológicos (clínica dental). Igualmente, establece la existencia de una estrecha relación entre la satisfacción del empleado y la satisfacción del paciente. De hecho al menos dos estudios establecen un vínculo positivo entre la satisfacción del paciente con el servicio que recibe y su salud oral. Así Zimmerman (1988) halló una relación directa entre la satisfacción del paciente con sus visitas dentales, su cumplimiento con los consejos de salud bucal y la mejoría real en la salud dental. En este sentido, Golletz y cols. (1995) encontraron que aquellos pacientes con una pobre autoevaluación de su salud dental, calificaron su satisfacción con la atención dental más baja que aquellos con una mayor salud dental autoevaluada. Se empleó el Cuestionario de Satisfacción Dental (DSQ) desarrollado por Davis y Ware (1981) que relacionó significativamente estas dos variables linealmente. Así un estado de salud oral superior informado por uno mismo estuvo fuertemente relacionado con la satisfacción con la atención odontológica recibida. Entonces, se constata la evidencia de una relación directa entre la satisfacción del paciente con el servicio que recibe y lograr nuestro propósito principal (salud oral). Si la satisfacción del paciente es tan importante para nuestro éxito empresarial, conviene conocer qué aspectos de nuestros servicios son importantes para nuestros pacientes. Un enfoque empresarial y de gestión centrado en estos aspectos de nuestro servicio debería aumentar nuestras posibilidades de éxito. De acuerdo con Holt y McHugh (1997) los pacientes tienden a ver una amplia gama de factores relacionados con el dentista y la práctica clínica odontológica como muy importantes y esto es un reflejo de las altas expectativas de los pacientes en el servicio. De hecho, constituyen los 5 aspectos más importantes del servicio para nuestros pacientes:

1. El cuidado y diligencia del dentista

2. Control del dolor por parte del dentista

3. Que el dentista te haga sentir cómodo

4. Sensación de seguridad

5. Explicaciones sobre los tratamientos

Sin embargo, otros factores indicativos de adecuación y comodidad como: horarios de la clínica, tiempo de espera en la sala, decoración de la clínica fueron considerados como menos importantes obteniendo una puntuación más baja del total de los 18 aspectos indicados en una encuesta realizada a 1003 pacientes de 13 clínicas generalistas distribuidas por Inglaterra y Gales.

1.4. Salud oral y calidad de vida

Para obtener en el ámbito odontológico una imagen real del cliente-paciente dental, con datos cuantificables y completos, útil para establecer el diagnóstico, seleccionar el tratamiento y alcanzar el éxito, se debe completar la información clínica (historia clínica, fotografías, modelos de estudio y pruebas de laboratorio) con datos obtenidos de tests psicométricos que midan la calidad de vida relacionada con la salud oral. Las enfermedades orales influyen en la calidad de vida afectando a diversos aspectos de la vida como: la función masticatoria y fonoarticular, la apariencia física, las relaciones interpersonales e incluso el éxito social. Si la atención odontológica tiene por objetivo aumentar la capacidad funcional y el bienestar de las personas y no sólo limitar la fisiopatología, debe integrar los datos sobre las mediciones de la calidad de vida relacionada con la salud oral en las historias clínicas, unido al diagnóstico, el tratamiento y el seguimiento. Máxime cuando pretendemos gestionar con éxito una empresa de servicios en el sector dental. Las medidas de calidad de vida relacionadas con la salud ofrecen al gestor información sobre cómo actúan en la práctica los nuevos medicamentos, las innovadoras técnicas quirúrgicas, el empleo de nuevas tecnologías o los novedosos tratamientos. Cuando la investigación muestra que la calidad de vida de los pacientes sometidos a un determinado tratamiento (por ejemplo: las prótesis dentales con implantes dentarios osteointegrados) mejora, los gestores clínicos pueden asegurar a sus pacientes que esa terapia merece la pena. El cambio de perspectiva en la evaluación diagnóstica que se ha producido paulatinamente en las últimas tres décadas ha motivado a muchos investigadores a desarrollar indicadores (mediciones indirectas) de los efectos que las enfermedades orales generan en el bienestar funcional, social y psicológico.

Los indicadores se generan como un complemento a mayores de los índices clínicos, ampliando su visión en cuanto a la hora de explicar sintomatología, función masticatoria o bienestar. El conjunto recibe el nombre de "indicadores sociodentales" y valora el impacto psicosocial que las condiciones orales producen en la vida diaria del individuo (Alfonso-Souza y cols., 2007) e identifica las áreas o aspectos que pueden mejorarse para incrementar la calidad de vida.

Los indicadores sociodentales son cuestionarios cuyas preguntas corresponden a las dimensiones con las que los creadores del cuestionario quisieron dar cobertura suficiente a la calidad de vida oral. Existen métodos estadísticos para categorizar un grupo de preguntas en distintas dimensiones a las que luego se las denomina como sugiera la agrupación estadística creada. En general, los cuestionarios tienen tantas dimensiones como los autores hayan estimado oportuno según su base teórica y su filosofía analítica. Estos indicadores reflejan datos referentes a las intervenciones de relevancia en la clínica (Ståhlnacke y cols., 2003). Los indicadores de calidad de vida oral surgieron en la década de los 70 para evaluar el impacto físico, psicológico y social de los problemas orales y complementar la información aportada por los índices clínicos de salud oral sin el sesgo de percepciones subjetivas de los pacientes (dolor, estética o función).

La calidad de vida relacionada con la salud oral principalmente ha sido estudiada en ancianos, debido no sólo al incremento de este grupo de edad en los países desarrollados sino también al deterioro cognitivo, motor y psicosocial de los adultos mayores. Existe un 78% de pacientes edéntulos que está satisfecho con su salud oral a pesar de que no pueden masticar alimentos (Arlette-Pinzón y Zunzunegui, 1999). En general, los ancianos tienden a percibir una menor necesidad de intervención protética de la recomendada por los dentistas (Rodríguez-Baciero y cols., 1996). Sin embargo, un estudio de Fiske y cols. (1990) demostró que en ocasiones las personas mayores requieren un tratamiento dental con mayores necesidades de tratamiento que las percibidas por el profesional.

Uno de los instrumentos para medir la calidad de vida relacionada con la salud oral más conocido es el Perfil de Impacto de Salud Oral (Oral Health Impact Profile o OHIP). El desarrollo, confiabilidad y validez de este índice fue descrito por Slade y Spencer en 1994. El OHIP consta de un total de 49 preguntas que registran las dimensiones: limitación de la función, dolor físico, incapacidad social y discapacidad. Este instrumento permite establecer pautas para el estudio y rango de importancia del impacto de la enfermedad bucal sobre la persona (Slade y Spencer, 1994). Sin embargo, una de sus principales limitaciones reside en su gran extensión, por lo que Slade validó en 1997 un formato reducido de 14 preguntas (OHIP-14) manteniendo la capacidad psicométrica y discriminativa al presentar un alto grado de coincidencia con los resultados del OHIP (Slade, 1997). Si el cuestionario se emplea con sujetos edéntulos, se incorporan 6 ítems para dar cobertura apropiada a los impactos particulares de este colectivo (OHIP-EDEN) (Slade, 1999). El cuestionario OHIP-14 tiene la ventaja de su sencilla aplicación, sin embargo, sólo valora como impacto aquellas circunstancias que ocurren con bastante o mucha frecuencia, cuando en realidad existen procesos poco frecuentes pero muy severos y éstos quedarían desestimados.

El cuestionario OHIP-20sp (Allen y Locker, 2002; Montero y cols. 2012), constituido por un total de 20 ítems divididos en 7 dominios diferentes:

     1.- Limitación funcional.

     2.- Dolor físico.

     3.- Molestias psicológicas.

     4.- Incapacidad física.

     5.- Incapacidad psicológica.

     6.- Incapacidad social.

     7.- Obstáculos.

Las respuestas a cada pregunta del cuestionario OHIP-20sp se presentan en una escala de Likert de 5 puntos ("5-point Likert scale"):

     – 0 = nunca.

- − 1 = rara vez.
- − 2 = ocasionalmente.
- − 3 = bastantes veces.
- − 4 = muchas veces.

Para el cálculo de las puntuaciones o la codificación del cuestionario, que permitirán su posterior análisis, se siguen dos procedimientos registrados (Montero y cols., 2012; Awad y cols., 2013).

El primer método es el llamado método aditivo (*OHIP-ADD*), en el que una puntuación OHIP20sp total se obtiene sumando las puntuaciones de todas las 20 preguntas o ítems del cuestionario (Montero y cols., 2012; Awad y cols., 2013). Por tanto, el cuestionario tomará valores entre 0 y 80 puntos, de forma que los valores más elevados indicarán más problemas, es decir, menor calidad de vida oral o, equivalentemente, mayor frecuencia del impacto. En este método, para calcular las puntuaciones, las dimensiones y la puntuación total se suman el número de impactos.

El segundo método es conocido como *"the simple scoring method"* (*OHIP-SC*) (Montero y cols., 2012) y permite calcular la prevalencia de los impactos sobre la población para un cierto valor de corte (en este caso, frecuencia = 2). Es decir, este método se basa en calcular el número de ítems con una frecuencia "ocasionalmente" o una mayor frecuencia (esto es, "bastantes veces" o "muchas veces").

Para la valoración de la calidad de vida también puede emplearse una versión reducida del OHIP, el OHIP-14 constituido por un total de 14 ítems, donde las posibles respuestas a cada pregunta del

44

cuestionario son: -1 = peor, 0 = igual y 1 = mejor. El cálculo de la puntuaciones o codificación del cuestionario para su posterior análisis se obtiene mediante el cálculo de la media de dichos valores (es decir, sumando y dividiendo entre el número de preguntas que en este caso es 14). Por tanto, el cuestionario tomará valores entre -14 y 14 puntos y las puntuaciones estarán comprendidas entre -1 y 1, de forma que en este caso valores más elevados indicarán más mejoría, es decir, mayor calidad de vida oral.

Estos cuestionarios han demostrado capacidad discriminativa entre cohortes de individuos/pacientes edéntulos con mayor o menor probabilidad de beneficiarse del tratamiento implantológico (Harris y cols., 2013; Gonçalves y cols., 2015; Fernández-Estevan y cols., 2015).

2. APROXIMACIÓN TEÓRICA A LA CALIDAD DE SERVICIO ODONTOLÓGICO

Mª. Mercedes Gallas Torreira

2

El objetivo fundamental de la asistencia odontológica lo constituye la mejora en la calidad de vida oral de los pacientes quienes requieren y necesitan de determinados cuidados/servicios odontológicos. El alivio del dolor y la mejoría de las funciones del sistema estomatognático son aspectos de este objetivo fundamental. La evaluación de la calidad de vida guarda una estrecha relación con la calidad de la atención clínica. Los odontólogos y los pacientes deben determinar cuál es el nivel de calidad deseable, determinado el modo en que ha de lograrse, sin olvidar los riesgos y desventajas asociados.

La calidad de vida oral de los usuarios constituye el parámetro indispensable a analizar al valorar la calidad de la prestación de un servicio odontológico. Una vez examinadas las indicaciones odontológicas de un determinado tratamiento/servicio odontológico y las preferencias/expectativas de los pacientes, habría que describir cuál era su calidad de vida antes de realizar un tratamiento y cuál es la que se esperaría con un tratamiento, con otro o sin tratamiento.

Son variados y diferentes los factores que contribuyen a un resultado clínico eficiente en la prestación del servicio odontológico. De hecho, las diferencias entre la percepción del tratamiento por el paciente y el profesional muestran una gran variabilidad. La satisfacción del paciente odontológico es un concepto multidimensional como lo es la percepción del paciente sobre la atención dental recibida. En el contexto de un tratamiento rehabilitador protésico, podemos esperar que la satisfacción del paciente interactúe con la calidad de vida del paciente. El nivel de reintegración social está directamente relacionado con el grado de satisfacción con la rehabilitación (Turkyilmaz y cols. 2010). La importancia de una alta calidad técnica (excelencia clínica) como piedra angular de la rehabilitación protésica se subraya cuando la calidad de vida (Sangappa, 2012) y la satisfacción del paciente se sitúan en el centro de atención. El cliente-paciente constituye la pieza clave de nuestra empresa de servicios, el motor para elevar la calidad de los servicios odontológicos prestados, por ello su satisfacción como usuario de los servicios es el indicador fundamental de la calidad asistencial. En el ámbito de la odontología restauradora Abrams et al. (1986) concluyeron que "simplemente practicar la odontología con un alto grado de experiencia técnica no necesariamente convencerá al paciente de que ha recibido atención dental de alta calidad. Otros aspectos menos técnicos son los barómetros del tratamiento dental de calidad. Los profesionales no deben perder de vista los aspectos humanos y psicológicos de la atención, y tener en cuenta que son componentes integrales de la calidad en el tratamiento dental ". Es decir, la atención odontológica no puede ser de alta calidad a menos que el paciente esté satisfecho. Se considera la satisfacción de los usuarios como un indicador para evaluar las intervenciones de los servicios sanitarios, ya que puede proporcionarnos información útil acerca de la calidad percibida en los aspectos de procesos, estructura y resultados.

Describimos a continuación un problema clínico (edentulismo completo mandibular) que requiere de un servicio odontológico analizando, de acuerdo a la evidencia científica actual, las opciones terapéuticas posibles para su tratamiento.

2.1. Edentulismo

El envejecimiento de la población mundial es un fenómeno común en países en vías de desarrollo y desarrollados. En el período 2000-2050, la población mundial de 60 años o más se multiplicará por tres, pasando de 600 millones a 2000 millones de personas (Petersen y Yamamoto, 2005). La transición demográfica actual resulta de cambios en los indicadores de salud, como la reducción de las tasas de mortalidad y de nacimiento; a esto, se le añade el aumento en la esperanza de vida (WHO, 2002).

Este cambio demográfico repercutirá en la salud oral. Así, se estima que el 70% de los pacientes habrá sufrido una pérdida dentaria, estableciéndose una relación directamente proporcional entre edad y edentulismo, de modo que aumentará el riesgo de pérdida dentaria con este incremento de la esperanza de vida (Marcus y cols., 1996).

El edentulismo constituye uno de los principales problemas de salud pública que afecta a millones de personas en el mundo. La Organización Mundial de la Salud (OMS) lo considera una discapacidad física, al limitar dos funciones esenciales para la vida: comer y hablar o nutrición y capacidad de relación social. La prevalencia de edentulismo oscila entre un 14% y un 44% en individuos mayores de 65 años (OMS, 2000; Sheiham, 2005).

Un alto porcentaje de esta población mundial envejecida tiene un poder adquisitivo reducido, un bajo grado de formación académica y dificultades para el acceso a servicios culturales y de cuidados sanitarios, y ha experimentado además una pérdida o inversión de los roles sociales.

En el aspecto social, debemos tener en cuenta que la actual crisis económica en España sigue afectando al sector dental de forma importante. Según los datos del Observatorio de la Salud Oral en España correspondientes al primer semestre del año 2015, el 61% de los dentistas encuestados opina que la crisis afecta «bastante o mucho» al desarrollo de la práctica odontológica y condiciona a los pacientes a la hora de elegir los tratamientos en función del coste de los mismos, provocando que las opciones terapéuticas seleccionadas no sean las ideales.

El Observatorio de la Salud Oral en España es un organismo dependiente del Consejo de Dentistas que tiene como objetivo realizar un análisis permanente de la situación sobre la salud oral y la Odontología en nuestro país. Es el único observatorio para el estudio de la salud bucodental y el estado de la profesión existente en el mundo.

Los datos de este organismo revelan que los pacientes menores de 8 años y mayores de 65 años son los que menos acuden al dentista; concretamente, constituyen un 8% y un 15% de las visitas a la clínica. Y del total de pacientes, 6 de cada 10 acuden a recibir tratamiento, el 20% a revisión y también un 20% por motivos preventivos. Los tratamientos que más han disminuido en el primer semestre del año en comparación con el segundo semestre de 2015 son la cirugía oral (un 14%), los tratamientos estéticos (un 9%) y los tratamientos con prótesis removibles (un 6%). Por el contrario, han aumentado un 18% las tartrectomías (limpiezas dentales) y un 15% las revisiones periódicas (http://www.consejodentistas.es/ciudadanos/observatorio-de-la-salud-oral.html).

Por todo ello, la población mayor de 65 años está más expuesta a factores que comprometen la calidad de vida (Lima-Costa y cols., 2003; WHO, 2012).

En el ámbito odontológico, este envejecimiento de la población se refleja en una prevalencia cada vez más emergente de pacientes ancianos con patología no tratada, por ser la patología oral resultado de una patología acumulativa. Además, la práctica asistencial tradicional se basaba en el alivio del dolor mediante la extracción dentaria, y esta praxis ha contribuido a elevar la prevalencia de edentulismos crónicos en la población adulta-anciana acompañados de un grado variable de disfunción oral.

Una gran proporción de las personas de edad avanzada de nuestro entorno pertenecen a esta época en la que la extracción dentaria era la práctica odontológica más extendida. La población general y una parte importante de los profesionales sanitarios sigue creyendo que el deterioro de la salud oral y el envejecimiento son dos situaciones inseparables.

En los últimos 20 años, la investigación clínica odontológica se ha centrado en la cuantificación de las variables de percepción de la salud oral por el propio paciente, empleando índices que intentan evaluar el impacto de las diferentes patologías orales sobre la calidad de vida del individuo. Se han ido abandonando los índices objetivos, determinados por evaluadores entrenados, que sólo registran una parte de la realidad oral (necesidad normativa); y se ha optado por detectar la percepción del propio paciente: las "necesidades sentidas" (Subirá, 2008). Así, los primeros estudios de calidad de vida oral se destinaban a medir el impacto que la patología oral acumulada producía en la vida diaria de los sujetos más prevalentemente afectados: los ancianos (Ship, 1999). Las pérdidas dentarias debidas a caries, enfermedad periodontal, necrosis pulpar, fracasos endodónticos o traumatismos derivan no sólo en alteraciones estéticas y funcionales, sino también en la pérdida de la eficacia de la función masticatoria del sistema estomatognático, desplazamientos dentarios (migraciones, inclinaciones y/o extrusiones dentarias) con la consiguiente alteración del plano oclusal, la aparición de hábitos parafuncionales (bruxismo) o la pérdida del proceso alveolar residual (Tallgren, 1970; Pietrokovski y cols., 2007).

Los cambios fisiológicos, funcionales y patológicos que ocurren en los maxilares edéntulos registrados tras un completo examen y diagnóstico condicionan las opciones terapéuticas disponibles bien mediante un tratamiento protésico convencional o bien mediante prótesis completas implantosoportadas o retenidas por implantes (Rhan, Ivanhoe y Plummer, 2011).

La pérdida de la dimensión vertical resultado de exodoncias tempranas aumenta la posibilidad de reabsorción del reborde alveolar, generando cambios en la relación oclusal y contactos prematuros que favorece la aparición de hábitos parafuncionales, aumentando el desgaste de los dientes remanentes y favoreciendo la aparición de alteraciones morfológicas y neuromusculares de la articulación temporomandibular (ATM).

Desde el punto de vista clínico, la falta de cooperación de los pacientes ancianos en la obtención de las relaciones intermaxilares, genera problemas, principalmente, en aquellos con prótesis completas. La mayor movilidad y volumen de la lengua (especialmente en pacientes edéntulos), dificulta la preparación del bolo alimenticio y aparecen cambios en la mucosa, en particular, una disminución en el aspecto y en el espesor del epitelio. La toma de medicamentos puede disminuir el flujo salival que, junto a la xerostomía y la pseudo-macroglosia, dificulta la retención de las prótesis completas, con el consiguiente aumento de trastornos masticatorios y alteraciones de la mucosa oral como úlceras de decúbito, hiperplasias fibrosas, candidiasis... (Álvarez-Arenal y Casado Llompart, 2008). Por otra parte, la pérdida dental por exodoncia provoca un proceso de remodelación alveolar casi siempre en el sentido de la atrofia vertical y vestíbulo-palatina que se incrementa con la acción de las prótesis removibles (Pietrokovski y cols., 2003).

La toma de decisiones terapéuticas debe basarse siempre en el juicio clínico, la percepción del paciente, las necesidades de tratamiento, los factores de riesgo determinantes de la salud bucodental y la accesibilidad de recursos. Todos estos factores permiten individualizar el tratamiento a cada paciente. Por eso, los individuos que tienen una necesidad real de tratamiento son aquellos que, aparte de presentar la enfermedad, perciben su impacto en la vida diaria y poseen "características conductuales que hacen más probables los resultados beneficiosos" (Adultsnon, 1996).

El método más empleado para valorar la reposición de dientes perdidos se basa en el juicio profesional, que generalmente tiende a reponer los dientes ausentes o perdidos. El objetivo básico de la rehabilitación protésica dental lo constituye la restauración de la función y la estética mediante la reposición de los dientes ausentes (Tallgren y cols., 1970; Atwood, 1979). Este procedimiento restaurador, por lo general, en la mayoría de juicios clínicos, no tiene en cuenta los beneficios aportados por la intervención/tratamiento, ni tampoco cuenta con la percepción del paciente, su comportamiento higiénico, sus hábitos perniciosos, la relación coste-efectividad, etc. (Vogel y cols., 2013). Aunque las rehabilitaciones protésicas convencionales pueden satisfacer las necesidades estéticas y funcionales de muchos pacientes, la pérdida de dientes y la presencia de este tipo de prótesis suponen, en ocasiones, un efecto psicológico de rechazo (Marcus y cols., 1996).

El impacto emocional que la pérdida dentaria genera en los pacientes ha sido determinado en varios estudios (Fiske y cols., 1998; Torvik, 2002; Teófilo y Leles, 2007). Otros autores han analizado mediante el empleo de indicadores la calidad de vida relacionada con la salud oral en los pacientes edéntulos con prótesis convencionales (Albaker, 2013) o bien comparando dos tipos de tratamientos protésicos: convencional vs implantoretenido (Gonçalves y cols., 2015; Fernández-Esteban y cols., 2015; Harris y cols., 2013, Ellis y cols., 2007).

2.2. Tratamiento del edentulismo

La rehabilitació protésica del desdentado total constituye un reto terapéutico para el odontólogo, pero, a pesar de las limitaciones del procedimiento clásico o convencional de elaboración de una prótesis total removible mucosoportada, es posible obtener un resultado final óptimo. Para ello, es imprescindible destacar la importancia de los parámetros clínicos en su elaboración: diagnóstico, impresiones y modelos, establecimiento de un plano oclusal óptimo, relación intermaxilar adecuada, ajuste de dientes, tallado oclusal para obtener un resultado desde el punto de vista funcional, estético y de estabilidad de la prótesis excelente (Álvarez-Arenal y Casado Llomprat, 2008).

En cuanto a los datos más representativos sobre el edentulismo, se estima que un 60% de portadores de prótesis dentales que necesitaban su sustitución no percibían esta necesidad (Locker y Grushka, 1988). Sin embargo, un grupo de portadores de prótesis completas conviven con una serie de dificultades en su uso como la inestabilidad de las prótesis, la inseguridad personal, la alteración de sus relaciones sociales y, por lo general, una peor calidad de vida y satisfacción (Douglass y cols., 2002).

La rehabilitación protésica mediante implantes osteointegrados se ha ido incorporando a la práctica clínica odontológica como alternativa al tratamiento odontológico convencional mediante prótesis dentarias desde que Branemark y sus colaboradores presentaran su experiencia con el uso de implantes en pacientes edéntulos con falta de estabilidad de las prótesis completas (Branemark y cols., 1977). De hecho, ésta fue la aplicación originaria de los implantes osteointegrados: dar soporte a las prótesis dentales inferiores de aquellos pacientes edéntulos con problemas de movilidad de las mismas. Posteriormente, y tras el éxito clínico obtenido, se extendió su aplicación a la restauración de ausencias unitarias o parciales y rehabilitaciones totales fijas (Van Steenberghe y cols., 1990).

Desde un punto de vista rehabilitador, los maxilares edéntulos suponen un reto importante para el tratamiento por su anatomía y por la frecuente escasa disponibilidad y calidad del hueso remanente debido a la pérdida prematura de su dentición natural. Los implantes insertados en el maxilar o la mandíbula deben situarse en posiciones prefijadas y mantener inclinaciones favorables para el diseño prostodóncico posterior, por lo que las bases óseas deben tener las dimensiones adecuadas para soportar las fijaciones implantológicas permitiendo la realización de prótesis dentarias estéticas y funcionales (Misch, 2009).

En las últimas tres décadas, la sustitución de los dientes perdidos por implantes se ha convertido en una alternativa al tratamiento protésico convencional. La colocación de prótesis sobre implantes intraóseos en pacientes edéntulos es una forma de tratamiento predecible a largo plazo (Chiapasco y cols., 2001). Los pacientes desdentados totales, incluso con maxilares atróficos, pueden beneficiarse significativamente de la utilización de los implantes osteointegrados, especialmente en el maxilar inferior. El edentulismo total mandibular es la indicación principal y más predecible de los implantes, proporcionando una fijación estable y duradera a la prótesis inferior completa frente a la estabilidad meramente muscular, que es la que caracteriza a la prótesis completa convencional (Misch, 2015).

Tras el análisis de todas las opciones terapéuticas posibles, el profesional puede apreciar verdaderamente los deseos del paciente en relación con los beneficios de la implantología dental. Surge la necesidad de analizar la opinión de nuestros pacientes ante tratamientos de rehabilitación simple sobre implantes (sobredentadura inferior implantoretenida) frente a la alternativa protésica convencional mediante una evaluación objetiva de resultados. Los diseños de la sobredentadura varían en función del número de implantes osteointegrados colocados en la mandíbula y la ferulización o no de los mismos. El número de implantes, así como el mejor diseño de la supraestructura, es un tema a debate. De hecho, según Feine y cols. (2002), la rehabilitación protésica sobre dos implantes en la zona interforaminal entre los agujeros mantonianos se ha convertido en un tratamiento estandarizado. Sin embargo, autores como Sanna y cols. (2009) concluyeron que la rehabilitación protésica mandibular debe constar de al menos 4 implantes para igualar el éxito de las rehabilitaciones fijas sobre implantes, cuantificado éste como pérdida ósea postcolocación. Rentshc-Kollar y cols. (2010) no encontraron diferencias estadísticamente significativas entre pacientes rehabilitados con prótesis completas sobre 2 o 3 implantes, alcanzando una tasa de éxito del 87%.

La satisfacción de pacientes completamente desdentados tras la colocación de prótesis implantorretenidas, en comparación con grupos control constituidos por pacientes con prótesis convencionales, ha sido evaluada en varios estudios previos (Boerrigter y cols., 1995; Boerrigter y cols., 1996; Geertmany and cols., 1996; Kapur y cols., 1998; Meijer y cols., 1998; Pera y cols., 1998; Awad y cols., 2003). Por lo general, los pacientes edéntulos completos candidatos a un tratamiento protésico implantorretenido (sobredentadura) son pacientes de edad avanzada y presumiblemente con ingresos limitados.

No obstante, al analizar la satisfacción del paciente tras el tratamiento protésico con implantes, la ganancia de retención dejó de ser la única motivación para decantarse por esta opción terapéutica, destacando también por orden: la estética, la función y la seguridad del paciente (Preciado y cols., 2012). Así, los pacientes rehabilitados con sobredentaduras experimentaron mayor confort en la masticación, introdujeron nuevos alimentos en su dieta, disfrutaron más el momento de la comida y se encontraron más seguros con sus prótesis (Geertman y cols., 1994).

Aunque se ha demostrado previamente el impacto positivo que genera el uso de una rehabilitación protésica sobre implantes en el paciente desdentado total (Allen y cols., 2003), existe controversia todavía sobre cuál de las dos opciones terapéuticas es la mejor en los casos de edentulismo inferior (Emami y cols., 2009).

Las ventajas de la prótesis implantorretenida inferior (sobredentadura) son varias: se precisa un número pequeño de implantes, siendo el protocolo quirúrgico, prostodóncico y técnico relativamente simple; el diseño es igual al de una prótesis completa convencional y, por tanto, representa un bajo coste. Por otra parte el mantenimiento es relativamente sencillo, siendo por ello considerado el tratamiento de elección en pacientes edéntulos con recursos económicos limitados (Massad y cols., 2011). Entre sus indicaciones más destacadas está el disconfort con la prótesis completa convencional, una gran reabsorción mandibular (Fontijn-Tekamp y cols., 2000) y relaciones desfavorables maxilo-mandibulares (Zitzmann y Marinello, 1999). El diseño de esta prótesis es básicamente el de una prótesis completa convencional, con las bases protéticas con la mayor extensión posible para lograr la máxima estabilidad gracias al soporte mucoso, y la retención viene dada por el o los aditamentos retentivos, los implantes dentales (Fortes-García y cols., 2008). Los diseños de la sobredentadura varían en función del número de implantes y la ferulización o no de los mismos. Las sobredentaduras sobre dos implantes no ferulizados con ataches de bola o pilares Locator$^{®}$ están indicados para facilitar la higiene oral y los mantenimientos o la realización de una prótesis sobre implantes con inclinaciones desfavorables. Si se quiere aumentar la retención de la sobredentadura, se ferulizarán con barras Dolder pero estarán contraindicado este diseño en mandíbulas en forma de "V" y en arcadas con una altura inferior a 10 mm; en estos casos, se emplearán 4 implantes cortos ferulizados con una mesoestructura de barra y caballitos (Mericske-Stern y cols., 2002).

No obstante, el número ideal de implantes sobre el que soportar la prótesis continúa a debate. Inicialmente, se realizaban rehabilitaciones protéticas sobre dos implantes mediante un sistema de bolas; y, posteriormente, se tendió a soportar la prótesis sobre cuatro implantes. Hoy en día, la rehabilitación mandibular sobre dos implantes en la zona interforaminal se ha convertido en el tratamiento estándar para autores como Feine y cols. (2002). En relación al número de implantes precisos, Rentshc-Kollar y cols. (2010) concluyen que porcentaje de éxito de los implantes fue del 87%, sin observar diferencias estadísticamente significativas entre la rehabilitación sobre 2 o sobre 3 implantes. Siendo motivo de restauración sobre 3 implantes la presencia de una curva mandibular anterior estrecha o la escasa altura del reborde óseo, que obligó a utilizar implantes cortos (6 milímetros de longitud).

Walton y cols. (2009) estudiaron la diferencia entre las sobredentaduras sobre 1 ó 2 implantes. Los pacientes del estudio (n=86) rellenaron una Escala Visual Analógica (VAS) de valores del 1 al 100 tras una encuesta con preguntas sobre confort, apariencia, dolor, estabilidad, función, fonación, higiene y satisfacción global. Los resultados registrados al año de colocación de la prótesis concluyeron que no existían diferencias en la satisfacción entre ambos grupos; sin embargo, el grupo de prótesis sobre 1 implante economizó en tiempo quirúrgico, coste económico y dificultad de mantenimiento.

El mayor porcentaje de pacientes subsidiarios a recibir un tratamiento rehabilitador mediante sobredentadura corresponde a población de edad avanzada, lo que supone, por lo general, una situación económica limitada.

Esfandari y cols. (2009) evaluaron la preferencia de los pacientes edéntulos a la hora de decidir económicamente un tratamiento sobre implantes o uno convencional, y registraron que el 96% de los pacientes con sobredentadura no volverían a su estado inicial. Además, el 70% de ellos, estarían dispuestos a pagar una media de 2.400 dólares por su prótesis y el 91% considera que el gobierno debería asumir parte del coste total del tratamiento rehabilitador.

Kimoto y cols. (2005) compararon la satisfacción de 25 pacientes rehabilitados con una nueva prótesis convencional y 38 restaurados con una sobredentadura. Mediante un cuestionario de 12 preguntas, analizaron la percepción de cambios que el paciente ha experimentado de forma subjetiva, observando que los pacientes rehabilitados con sobredentadura, de forma estadísticamente significativa, experimentan mayor confort en la habilidad masticatoria, introducen nuevos alimentos en la dieta, disfrutan el momento de la comida y están más seguros con sus prótesis. Además, estudiaron la influencia de la altura de la cresta alveolar en el funcionamiento de la prótesis y, sin significación estadística, observaron que un gran número de portadores de prótesis convencional, aún con una altura de cresta moderada, encuentran dificultades al hablar.

Sin embargo, está documentado que el éxito del tratamiento protético en el edentulismo, sobre todo, en el edentulismo mandibular, es multifactorial y la evidencia científica es muy limitada (Papadaki y Anastassiadou, 2012; Critchlow y Ellis, 2010). Las prótesis implantorretenidas como alternativa terapéutica en el tratamiento protésico del edentulismo completo y, sobre todo, la sobredentadura mandibular con implantes (ISMOD), suponen una mejora significativa a la solución paliativa que ofrecen las dentaduras completas convencionales. La Declaración de Consenso de 2002 de McGill y la literatura científica reciente demuestran que la ISMOD es superior a la dentadura completa convencional (Feine y cols., 2002a, 2002b; Fueki y cols., 2007; Rashid y cols., 2011, Thomason y cols., 2012; Awwad y cols., 2014). La declaración de consenso de McGill sobre las sobredentaduras se publicó después de un simposio celebrado en la Universidad McGill en Montreal (Canadá), en 2002. Un panel de expertos relevantes en el campo declaró que: "la evidencia actualmente disponible sugiere que la restauración de la mandíbula edéntula con una prótesis convencional ya no es el tratamiento prostodóncico de primera elección más apropiado". Existe por tanto evidencia científica de que una sobredentadura de dos implantes debería convertirse en la primera opción de tratamiento para la mandíbula edéntula (Feine y cols., 2002a, 2002b). En 2009, se publicó una nueva declaración de consenso en apoyo y seguimiento de la declaración de consenso de McGill. Este informe fue creado conjuntamente por miembros del Consejo de la BSSPD (Sociedad Británica para el Estudio de la Odontología Protética) y el panel de ponentes en la conferencia BSSPD en York, Reino Unido en abril de 2009. Este informe también puso de relieve que, desde la declaración de McGill en 2002, la incorporación por dentistas de la tecnología de implantes para portadores de prótesis completa ha sido lenta. La declaración de York concluyó que "un cuerpo sustancial de evidencia está ahora disponible demostrando que la satisfacción y calidad de vida de los pacientes con sobredentaduras mandibulares con implantes es significativamente mayor que para dentaduras convencionales". Gran parte de estos datos proviene de ensayos controlados aleatorios. Si bien se acepta que la sobredentadura sobre dos implantes no es el patrón oro *gold standard*" de la terapia de implantes, se considera que es el estándar mínimo que debe ser suficiente para la mayoría de las personas, teniendo en cuenta el rendimiento, la satisfacción del paciente, el costo y el tiempo clínico (Thomason y cols., 2012).

3. CASO PRÁCTICO DE ANÁLISIS DE LA CALIDAD DE SERVICIO ODONTOLÓGICO

José Manuel Cruz Valiño
Mª. Mercedes Gallas Torreira

3

El edentulismo total mandibular presenta todavía una elevada prevalencia en nuestra sociedad y repercute significativamente en el ámbito social y funcional de los pacientes. Los implantes dentales oseointegrados se utilizan cada vez más en el tratamiento rehabilitador de los pacientes edéntulos para mejorar la retención, la estabilidad y la funcionalidad de las prótesis, incidiendo en la calidad de vida relacionada con la salud bucal.

No obstante, una revisión de la literatura científica evidencia que en la elección de esta práctica clínica odontológica, no se consideran suficientemente los beneficios que puede aportar la intervención/tratamiento, y, en particular, no se valora su eficacia en términos de percepción de mejora de la calidad de vida por el propio paciente/usuario.

La realización de prótesis implantosoportadas en el tratamiento del edentulismo completo mandibular podría disminuir la aparición de complicaciones postoperatorias y mejorar la calidad de vida de los pacientes. Como prestadores de servicios es una necesidad de conocer el grado de satisfacción de los pacientes sobre los tratamientos/servicios prestados, determinando la eficiencia de un tratamiento odontológico implanto-soportado, para poder implementar nuevas estrategias de organización mejorando la atención al paciente, al disminuir la presión asistencial de los profesionales y ampliar progresivamente la oferta terapéutica y de servicios. La hipótesis inicial de trabajo sostiene pacientes rehabilitados con prótesis completas inferiores sobre implantes dentales (implantorretenidas) obtendrán tras el servicio odontológico prestado un mayor grado de satisfacción global con el tratamiento rehabilitador realizado que los pacientes tratados con prótesis completas convencionales. De comprobarse su efectividad clínica, esta medida debiera ser incorporada a los protocolos clínicos de tratamiento odontológico en las clínicas odontológicas.

La prestación de servicios odontológicos es un continuo dentro del funcionamiento de la organización en el que toda la cadena debe funcionar coordinadamente para que el producto final sea adecuado. La calidad del servicio en su tramo final debe ser valorada como parte del proceso de control de calidad. Por tanto, la medición de la calidad enfocada al servicio en su tramo final debe obtener una información precisa.

3.1. Contexto del servicio odontológico

A pesar del éxito a largo plazo de las rehabilitaciones sobre implantes y del consenso de la Universidad de McGill (Canadá) publicado en 2002, recomendando las sobredentaduras sobre dos implantes dentales oseointegrados como tratamiento de primera elección en pacientes edéntulos completos mandibulares no existe una evidencia científica establecida al respecto. Con el propósito de valorar la calidad asistencial desde la perspectiva del usuario/paciente (grado de satisfacción y calidad de vida oral) se realiza un estudio del tipo caso-control en pacientes de un Centro Implantológico Dental privado (Galicia, SPAIN). El estudio contó con el informe favorable del Comité de Ética de la Investigación Clínica de Galicia (código registro: 2016/163) y el consentimiento informado de los participantes.

Para la realización del estudio se establecieron unos criterios de inclusión, así los participantes debían reunir las siguientes condiciones:

- Pacientes de ambos sexos, de edades comprendidas entre 45-90 años.

- Pacientes candidatos en la valoración clínica oral basal a la realización de una prótesis completa mandibular convencional o implantorretenida con dos implantes dentales osteointegrados como tratamiento rehabilitador del edentulismo completo mandibular.

- Pacientes sin alteración o incapacidad psíquica y mental.

- Pacientes sin tratamiento protésico en los últimos 6 meses.

El estudio compara la evolución durante el período de seguimiento de un año de dos intervenciones terapéuticas (tratamiento con prótesis completa inferior implantorretenida o con prótesis completa inferior convencional) en pacientes adultos mayores desdentados mandibulares. Se registraron las variables sociodemográficas (edad, género, actividad profesional y nivel de estudios) y variables clínicas (hábitos tóxicos y n° cepillado dental/día). Para determinar la calidad de vida relacionada con la salud bucal y la satisfacción con el tratamiento protésico se utilizó el Perfil de Impacto de la Salud Oral (OHIP-20) para evaluar la calidad de vida relacionada con la salud bucal (Anexo I) al inicio del estudio y en el seguimiento (1, 6 y 12 meses). La satisfacción con las prótesis mandibulares (OHIP14-post) (Anexo II) y la percepción de la calidad de la prótesis por un operador externo fueron registradas en el período de seguimiento (Tabla 3). De esta forma, los usuarios de este servicio odontológico cumplimentaron el cuestionario OHIP20sp en el inicio (previo a la realización del tratamiento), a los 6 y 12 meses del post-tratamiento (colocación de la prótesis). Los usuarios fueron entrevistados al menos a los 6 meses y a los 12 meses con objeto de evitar el período postoperatorio inmediato y el período agudo de recuperación y adaptación a la prótesis con más complicaciones post-tratamiento. Igualmente se registró la calidad de vida oral después de 1 mes, 6 meses y 12 meses de colocación de la prótesis mediante el cuestionario OHIP14-post.

Tabla 3.- Evaluación parámetros calidad prótesis.

Valoración	Muy buena	Buena	Aceptable	Regular	Mala
Estabilidad					
Retención					
Integridad de las mucosas					
Oclusión					
Dimensión vertical					
Estética					

En el entorno de la empresa actual orientado al consumidor, las encuestas a los clientes se utilizan ampliamente para evaluar las necesidades y los niveles de satisfacción. Para que una empresa del sector dental tenga éxito, es importante igualmente evaluar las necesidades y los niveles de satisfacción de los clientes-pacientes con el servicio odontológico prestado. Se diseñó este protocolo de estudio con los cuestionarios indicados arriba con el objeto de valorar la satisfacción del cliente-paciente tras la ejecución de un tratamiento protésico (prótesis completa mandibular convencional vs implantorretenida). De esta forma evaluamos los beneficios de garantía de calidad (análisis del evaluador externo) y comercialización que pueden derivarse para la práctica clínica diaria

70

de un centro implantológico privado al determinar la efectividad de la alternativa terapéutica implantorretenida frente a la prótesis convencional en el tratamiento del edentulismo completo mandibular.

3.2. Análisis de los datos sociodemográficos y clínicos

De una muestra inicial de 123 pacientes con prótesis mandibular implantorretenida o prótesis mandibular convencional, 23 pacientes fueron excluidos debido a su negativa posterior a continuar en el estudio o a su imposibilidad de seguir en el mismo (fallecimiento, pérdida de facultades mentales, cambio de domicilio, empeoramiento de su calidad de vida, etc.). Finalmente, la muestra de estudio quedó constituida por 100 pacientes, 46 (el 46%) pertenecían al Grupo C (prótesis completa mandibular convencional) y 54 (el 54%) pertenecían al Grupo I (prótesis completa mandibular implantorretenida).

En el Grupo C, el 52% eran hombres y el 48% mujeres, mientras que en el Grupo I el 30% eran hombres y el 70% mujeres. Estos resultados indican diferencias significativas por sexo según el tipo de prótesis (p<0,05), registrándose mayor número de pacientes del sexo femenino con prótesis implantorretenida (Fig. 1).

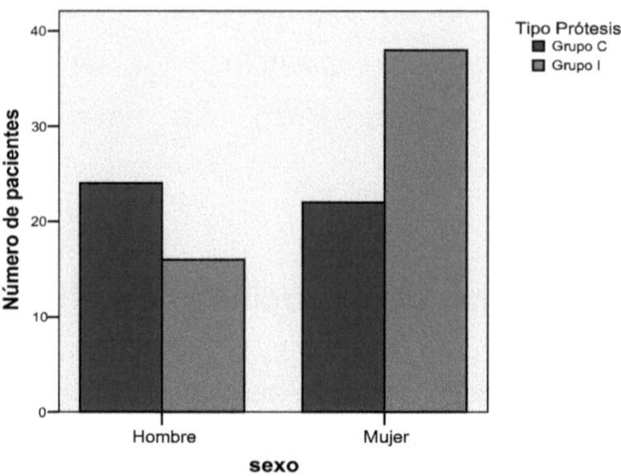

Figura 1. Distribución de los pacientes por sexo y grupo de estudio.

En relación a la variable **sexo**, la proporción de mujeres sometidas a tratamiento con prótesis implantorretenida es muy superior a la de hombres (70% *vs* 30%, respectivamente). Aunque los resultados reflejan una clara predominancia del sexo femenino, dada la heterogeneidad observada entre los diferentes tipos de estudios publicados y la ausencia de trabajos de investigación en donde se analice de forma específica y sistemática la influencia de esta variable y sus correlaciones potenciales con otras variables (tratamiento seleccionado, éxito del tratamiento, supervivencia de los implantes, calidad de vida, etc.), no puede establecerse una relación concluyente entre la variable sexo y la demanda de rehabilitación protésica con implantes dentales.

La proporción de mujeres tratadas con implantes respecto a la proporción hombres que reciben tratamiento con prótesis implantorretenidas es ligeramente superior en los estudios de Maló y cols. (2006), Allen y cols. (2001), Wyatt y Zarb (1998) y Bergendal y Engquist (1998). Esta predominancia del sexo femenino en la rehabilitación protética con implantes dentales es muy marcada en los estudios de Fontijn-Tekampl y cols. (1998), Awad y cols. (2003), Degidi y cols. (2007) y Emami y cols. (2014), tratándose en estos estudios de un número de pacientes limitado en comparación con nuestro estudio, por lo que podría tratarse de una distribución fortuita. Sin embargo, un estudio reciente de Awad y cols. (2014) revela porcentajes muy similares a los nuestros con una mayoritaria predominancia del sexo femenino en la rehabilitación protésica implantorretenida (sobredentadura) del maxilar inferior (61% mujeres *vs* 39% hombres). No obstante, otros autores no aprecian diferencias significativas entre la proporción de hombres y mujeres sometidos a cirugía implantaría, como Melas y cols. (2001). Incluso, en algunos estudios el porcentaje de hombres supera ligeramente al de mujeres (Maló y cols., 2005).

Por otra parte, en el Grupo C de nuestro estudio (pacientes con prótesis convencional) la proporción de pacientes del sexo femenino (48%) y sexo masculino (52%) presenta datos similares, no detectándose una diferencia en la demanda de rehabilitación protésica convencional para el tratamiento del edentulismo completo mandibular según el sexo de los pacientes. Estos resultados no difieren de los publicados por Awad y cols. (2013), con un porcentaje de pacientes del sexo femenino del 52% tratado con prótesis completa convencional y un 42 % del sexo masculino.

La media de edad de los pacientes del Grupo C (prótesis convencional) fue de 68,96±11,38 años, con valores entre 48 y 88 años; y la edad media en el Grupo I (prótesis implantorretenida) de 66,83±8,29 años, con valores comprendidos entre 50 y 83 años de edad, sin diferencias estadísticamente significativas entre ambos grupos (p = 0,284).

En relación a la variable sociodemográfica **edad**, en ambos grupos (C e I) se registraron pacientes edéntulos totales mandibulares de edad avanzada, no habiéndose detectado diferencias estadísticas significativas entre ambos grupos. El intervalo de edad seleccionado (+ de 45 años a 90 años) como criterio de inclusión de pacientes en el estudio se correlaciona con las etapas de la vida humana en las que se produce una mayor incidencia acumulada de edentulismo total o parcial de causa no traumática ni congénita y, en consecuencia, un incremento de las necesidades protésicas en la población general. Los trabajos previos de Maló y cols. (2006) y Awad y cols. (2014), entre otros, indican también edades avanzadas con intervalos de edades que se sitúan entre los 45 y los mayores de 65 años hasta 80 años. De hecho, la media de edad de los pacientes de nuestra muestra de estudio es equiparable a la de Awad y cols. (2014), presentando una media de edad en nuestro estudio de 68,96 ± 11,38 años *vs* 68.8 ± 10.4 años en el estudio de Awad y cols (2014).

Tampoco se detectaron diferencias significativas en la actividad profesional según el tipo de prótesis realizada (p=0,229). Por otra parte, la mayoría de los pacientes eran personas jubiladas: 32 pacientes (casi el 70%) en el Grupo C y 35 pacientes (casi un 65%) en el Grupo I. No se detectaron diferencias significativas en el nivel de estudios según el tipo de prótesis realizada (p = 0,095), aunque el 50% de los pacientes del Grupo C tenían estudios básicos y el 37% de los pacientes del Grupo I tenían estudios de grado medio (Tabla 4).

74

Tabla 4. Variables sociodemográficas.

VARIABLES SOCIODEMOGRÁFICAS	GRUPO C (prótesis convencional)	GRUPO I (prótesis implantorretenida)	Total	p-valor
Edad	68,96±11,38 Rango: 40	66,83±8,29 Rango: 33	100	0,284
Género				**0,022***
Hombres	24 (52,2%)	16 (29,6%)	40	
Mujeres	22 (47,8%)	38 (70,4%)	60	
Actividad profesional				0,229
Parado/a	5 (10,9%)	2 (3,7%)	7	
Activo/a	9 (19,6%)	17 (31,5%)	26	
Jubilado/a	32 (69,6%)	35 (64,8%)	67	
Nivel de estudios				0,095
Sin estudios	2 (4,3%)	1 (1,9%)	3	
Estudios básicos	23 (50,0%)	17 (31,5%)	40	
Estudios medios	15 (32,6%)	20 (37,0%)	35	
Estudios superiores	6 (13,0%)	16 (29,6%)	22	

*p<0,05

En relación al **nivel de estudios,** los datos revelan al igual que otros estudios previos de Heydecke y cols. (2003) y Awad y cols. (2003) que el nivel de estudios no constituye, al menos en la zona geográfica a la que se adscriben estos estudios (Montreal, Canadá, Galicia), un factor predisponente a la hora de solicitar la rehabilitación dental mediante implantes. La mayor parte de los pacientes declararon poseer estudios básicos o medios en ambos grupos de estudio pero no hemos encontrado relación entre ambas variables. Respecto a la posible relación de la **actividad profesional** con la selección de un determinado tipo de tratamiento por los pacientes, no hemos hallado relación. La mayor parte de los pacientes eran jubilados, un 69,6% de pacientes en el Grupo C y un

64,8% de pacientes en el Grupo I. No se observaron diferencias estadísticamente significativas entre ambos grupos en la actividad profesional ni en la presencia de hábitos tóxicos (fumar, beber alcohol, fumar y beber alcohol, otros). Sin embargo, el porcentaje de participación es limitado: el 58,7% en el Grupo C y el 59,3% en el Grupo I no contesta a la pregunta, representado un valor de abstención alto.

Tabla 5. Variables de higiene oral y asociadas.

VARIABLES DE HIGIENE ORAL Y ASOCIADAS	GRUPO C (Prótesis convencional)	GRUPO I (Prótesis implantorretenida)	Total	p-valor
Presencia de hábitos tóxicos				0,954
No	27 (58,7%)	32 (59,3%)	59 (59,0%)	
Sí	19 (41,3%)	22 (40,7%)	41 (41,0%)	
Hábitos tóxicos				0,160
Bebedor	2 (4,3%)	7 (13,0%)	9 (9,0%)	
Fumador	5 (10,9%)	9 (16,7%)	14 (14,0%)	
Bebedor + fumador	10 (21,7%)	6 (11,1%)	16 (16,0%)	
Otros	2 (4,3%)	0 (0,0%)	2 (2,0%)	
Veces de cepillado al día				**0,001**[**]
0	15 (32,6%)	5 (9,3%)	20	
1	18 (39,1%)	13 (24,1%)	31	
2	10 (21,7%)	23 (42,6%)	33	
3	3 (6,5%)	13 (24,1%)	16	
	1,02 ± 0,906 Rango: 3	1,81 ± 0,913 Rango: 3		

*** p<0,001; ** p<0,01; * p<0,05

La Tabla 5 muestra que no se detectaron diferencias significativas en los tipos de hábitos tóxicos según el tipo de prótesis realizada de forma global (p = 0,160). Sin embargo, considerando específicamente el tipo de hábitos tóxicos registrados, en el grupo C se observó un mayor número de pacientes que asociaban el hábito tabáquico y el de beber alcohol, mientras que en el grupo I predominaban los pacientes con sólo uno de los dos hábitos tóxicos (el 19,7%, que corresponde al 13,0% que manifestaron tener únicamente el hábito de beber alcohol y el 16,7% que manifestaron tener sólo el hábito tabáquico). Por otra parte, en el Grupo C, dos pacientes manifestaron tener hábitos tóxicos sin especificar el tipo de hábito tóxico.

En relación a la frecuencia diaria de cepillado dental (Fig. 2), sin embargo, sí se han detectado diferencias significativas en el número de veces de cepillado al día según el tipo de prótesis realizada (p ≤ 0,001), de forma que los pacientes del Grupo I (prótesis implantorretenida) se cepillan un mayor número de veces al día (2 veces/día) que los pacientes del Grupo C (prótesis convencional) los cuales se cepillan 1 vez/día.

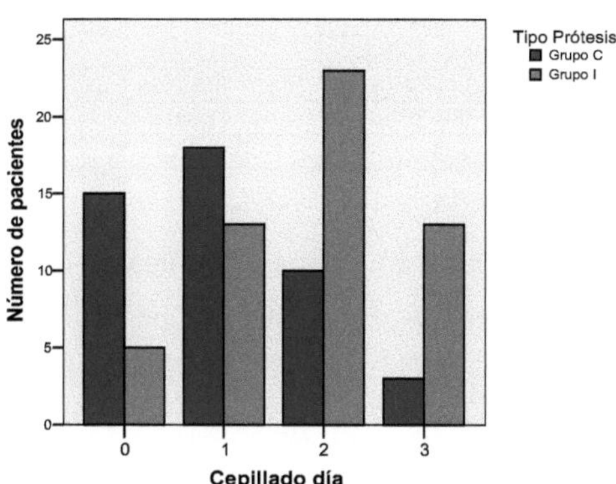

Figura 2. Frecuencia diaria de cepillado dental.

Así, mientras que los pacientes del Grupo I se cepillan una media de 2 veces al día, los pacientes del Grupo C se cepillan una media de una vez al día.

Los datos registrados en relación al número de visitas al dentista al año y los motivos de consulta previos por grupo se recogen en la tabla siguiente.

Tabla 6. Uso del servicio odontológico.

USO SERVICIO ODONTOLÓGICO	GRUPO C (Prótesis convencional)	GRUPO I (Prótesis implantorretenida)	Total	p-valor
Visitas dentista último año				0,886
0	19 (41,3%)	22 (40,8%)	41 (41,0%)	
1	4 (8,7%)	4 (7,4%)	8 (8,0%)	
2	6 (13,0%)	8 (14,8%)	14 (14%)	
3	6 (13,0%)	4 (7,4%)	10 (10%)	
4	11 (24.0%)	16 (29,6%)	27 (27%)	
	1,70 ± 1,672 Rango: 4	1,78 ± 1,723 Rango: 4		
Motivos visita al dentista				0,080
Exodoncia/cirugía	0 (0,0%)	1 (1,9%)	1	
Obturaciones	1 (2,2%)	0 (0,0%)	1	
Prótesis	16 (34,8%)	11 (22,2%)	27	
Revisión	8 (17,4%)	19 (35,2%)	27	
Tartrectomía	0 (0,0%)	1 (1,9%)	1	
Otros	2 (4,3%)	0 (0,0%)	2	

En ambos grupos, la mayoría de los pacientes acudieron al menos una vez al dentista en el último año (Grupo C: 58,7%; Grupo I: 59,2%). El número de visitas durante el último año al dentista (Fig. 3) determina el nivel de uso del servicio odontológico y de preocupación por la salud oral.

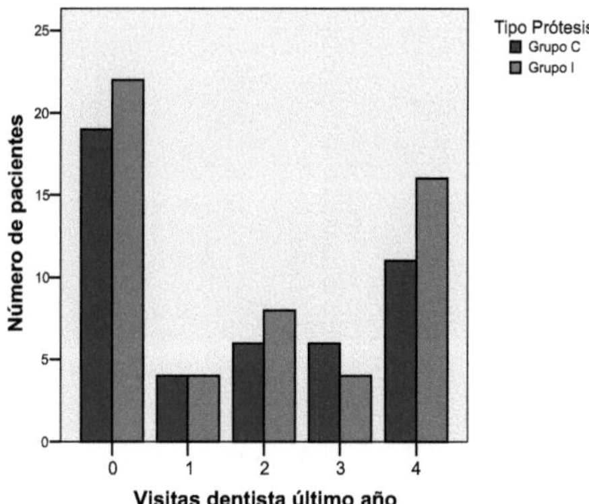

Figura 3. Número de visitas al dentista en el último año por grupo de estudio.

Tras el análisis comparativo entre ambos grupos, no se observaron diferencias significativas en el número de visitas realizadas al dentista durante los últimos 12 meses según el tipo de prótesis realizada (p = 0,886). El motivo previo por el que se acude al dentista (Fig. 4) fue, para la mayor parte de los pacientes del grupo C, la prótesis (el 34,8%), mientras que para el grupo I fue la revisión (el 35,2%). No obstante, no se detectaron diferencias significativas en el motivo de visita al dentista según el grupo de estudio (p = 0,080); y la mayor parte de los pacientes del estudio no responde a la pregunta sobre el motivo de consulta previo (41,3% en el Grupo C y 38,9% en el Grupo I).

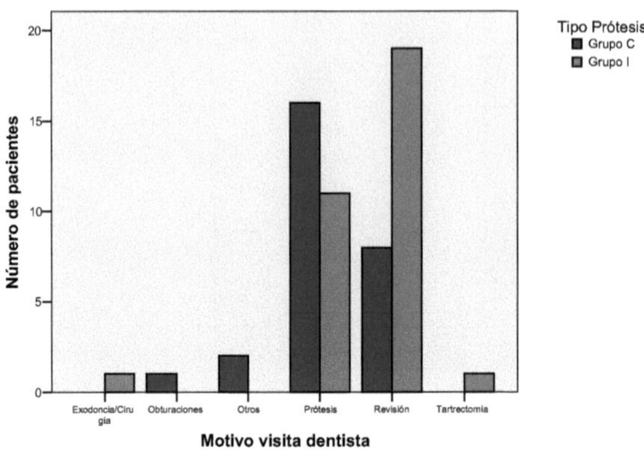

Figura 4. Motivo de visita al dentista.

Una vez realizado el tratamiento protésico rehabilitador se registró consultando el programa de gestión clínica del centro implantológico las incidencias postcolocación de las prótesis computadas durante el período de seguimiento: ajuste oclusal, compostura, dificultad para masticar alimentos duros, estomatitis protésica, limpieza, rebase, recolocación camisas inferiores, recorte aletas, rotura prótesis, repetir prótesis, prótesis fisurada, úlcera de decúbito, molestias inespecíficas u otras (Fig. 5). Interesa destacar desde el punto de vista del cliente-paciente odontológico que en el postoperatorio inmediato (10-15 días tras la finalización del servicio) se hallaron diferencias estadísticamente significativas entre ambos grupos C e I en la presentación de incidencias postoperatorias, que requirieron la realización de un procedimiento clínico (nueva consulta) o de laboratorio (dos o más nuevas consultas); hallándose diferencias estadísticamente significativas entre ambos grupos transcurridos 6 meses y a los 12 meses de la finalización del tratamiento protésico rehabilitador.

80

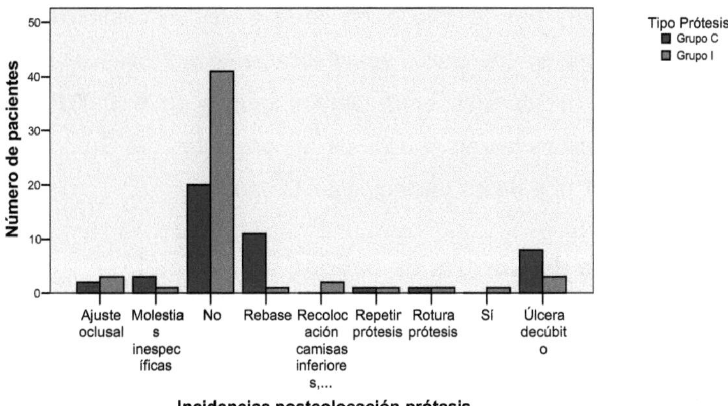

Figura 5. Incidencias de postcolocación de prótesis por grupo de estudio.

Al mes de colocación de la prótesis, se detectaron diferencias estadísticamente significativas en la presencia de incidencias postcolocación de la prótesis según el tipo de prótesis realizada (p ≤ 0,001). El 75,9% de los pacientes del Grupo I (prótesis implantorretenida) no presentaron incidencias tras la colocación de la prótesis, mientras que el 43,5% de los pacientes del Grupo C (prótesis mandibular convencional) no presentaron incidencias postcolocación. Además, en los pacientes del Grupo C, en el 23,9 % se registró la necesidad de realizar un rebase de la prótesis y el 17,4% presentaron una úlcera de decúbito postcolocación de la prótesis completa.

Transcurridos 6 meses de la colocación de prótesis mandibular, en la gran mayoría de los pacientes de ambos grupos no se detectaron incidencias (en el 72% de los pacientes del Grupo C y en el 82% de los pacientes del Grupo I) (p ≤ 0,05).

A los 12 meses tras la colocación de la prótesis mandibular, se detectaron también diferencias estadísticamente significativas en la presencia de incidencias entre ambos grupos (p ≤ 0,001), se registraron incidencias en el 30% de los pacientes del Grupo C y únicamente el 19% de los pacientes del Grupo I.

3.3. Análisis de Control de calidad asistencial

El proceso de control de calidad sirve, en términos generales, para medir objetivamente el grado de adecuación del producto final al patrón o modelo deseado establecido previamente (estándar de calidad) para detectar deficiencias o errores que puedan producirse e introducir los correspondientes mecanismos correctores. De la calidad del producto final o del servicio prestado depende, en definitiva, la satisfacción del cliente y, en consecuencia, la supervivencia de la empresa en un mercado donde otras empresas elaboran el mismo producto y/o prestan servicios similares. En términos sanitarios, un control de calidad ha de probar si mediante un equipo médico, unos medios diagnósticos y terapéuticos, y la organización se ha restaurado (en cada uno de los pacientes atendidos) el máximo nivel de salud que se le podía devolver. Desde la implantación de la política de calidad al sector de servicios sanitarios se han descrito diferentes variantes para el control de calidad, aunque la más aceptada es la de Donabedian (1966) que califica los métodos de control de calidad en: métodos indirectos (analizan la estructura y el proceso) y directos (evalúan los resultados obtenidos). Por análisis de estructura se entiende, el análisis de la organización, es decir: personal, instalaciones físicas y equipamientos. Por análisis de proceso, se entiende la asistencia sanitaria/odontológica cuyo objetivo final es lograr la salud del individuo/cliente. Con una estructura adecuada si el proceso es inadecuado o incorrecto los resultados serán negativos. Para el análisis del proceso asistencial se emplean las auditorías médicas (de revisión de historias clínicas o de revisión de procedimientos) y las auditorías de personal sanitario (para comprobar que todo el equipo realiza correctamente las tareas asignadas). Dentro del análisis de resultados destacaremos: rendimiento cuantitativo (índice de ocupación de la clínica, tiempos de trabajo, tiempos de espera, etc); rendimiento cualitativo (porcentaje de éxitos, porcentaje de fracasos, iatrogenia, complicaciones, etc); rendimiento económico (gastos, ingresos, porcentaje de incumplimiento de citas, porcentaje de morosos, rendimiento semanal o mensual, por tratamiento, etc); o grado de satisfacción del usuario (encuestas de satisfacción, porcentaje de quejas y reclamaciones, etc).

3.3.1. Análisis de la calidad técnica de un producto odontológico

En el caso práctico que nos ocupa (tratamiento rehabilitador del edentulismo completo inferior), la calidad del producto final (prótesis completa convencional o implantorretenida) fue analizada por un evaluador externo con experiencia probada como odontólogo en rehabilitación protésica y oclusión (método directo). Éste registró la **calidad técnica** de los tratamientos protésicos realizados evaluando los parámetros: estabilidad, retención, integridad de la mucosa, oclusión, dimensión vertical y estética de cada una de las prótesis completas colocadas por grupo de estudio de acuerdo a los estándares de calidad determinados previamente. La calidad técnica únicamente puede ser evaluada por un experto pues la valoración del paciente sobre su satisfacción con la prótesis puede estar influenciada (y como observaremos al avanzar en la lectura de este capítulo) por otros factores extrínsecos a la calidad del producto final realizado.

En relación a los aspectos técnicos de elaboración de la prótesis final destacaremos que únicamente en el Grupo I, un paciente precisó la realización de un rebase de la prótesis al mes de su colocación y otro a los 6 meses de colocación de la prótesis. En cambio, en el Grupo C, precisaron un rebase un total de 22 pacientes, y de ellos, 11 (23,9%) al mes de colocación de la prótesis, 3 (6,5%) a los 6 meses y 8 (17,4%) a los 12 meses de su colocación en boca.

De acuerdo con el parámetro de calidad técnica **estabilidad** (Fig. 6), en el Grupo I fue registrado en el 91% de los pacientes al cabo del primer mes, en el 93% de los pacientes a los 6 meses y en 96% de los pacientes a los 12 meses. En el Grupo C, se registró estabilidad en el 54% de los pacientes al mes, el 76% a los 6 meses y el 78% a los 12 meses. El análisis de los datos refleja que al cabo del primer mes tras la colocación de la prótesis, se detectaron diferencias significativas en el parámetro estabilidad según el tipo de prótesis realizada (p < 0,001), los pacientes del Grupo I (prótesis implantorretenida) presentaron mayor estabilidad que los pacientes del Grupo C (prótesis convencional). Igualmente, al cabo de 6 meses, se detectaron diferencias significativas en el parámetro estabilidad según el tipo de prótesis realizada (p < 0,01); los pacientes del Grupo I presentaron a la exploración clínica del evaluador externo mayor estabilidad que los pacientes del Grupo C. Transcurridos 12 meses de la colocación de la prótesis, también se detectaron diferencias significativas en el parámetro estabilidad según el tipo de prótesis realizada (p < 0,01); los pacientes del Grupo I presentaron mayor estabilidad que los pacientes del Grupo C.

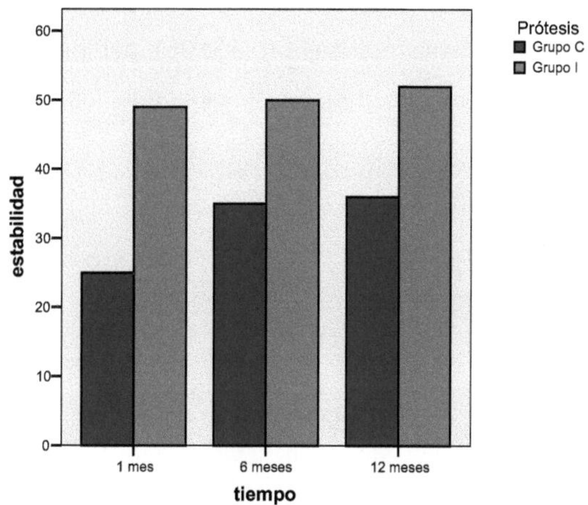

Figura 6. Parámetro estabilidad en el período de seguimiento.

El parámetro **retención** (Fig. 7) de la prótesis evaluada durante el período de seguimiento (1, 6 y 12 meses) registrándose positivo en el Grupo I en un 96 % de los pacientes al mes, en el 93% de los pacientes a los 6 meses y en 96% de los pacientes a los 12 meses. En el Grupo C, se registró retención positiva de la prótesis en el 63% de los pacientes al mes, en el 93 % a los 6 meses y en el 87% a los 12 meses. El análisis de los registros del parámetro **retención** revela que transcurridos 30 días de la colocación de la prótesis existieron diferencias estadísticamente significativas según el tipo de prótesis realizada (p < 0,001); los pacientes del Grupo I (prótesis implantorretenida) presentaron una mejor retención que los pacientes del Grupo C (prótesis convencional). A los seis meses de colocación de la prótesis, independientemente del tipo de prótesis colocada, no se hallaron diferencias significativas en la retención (p = 0,257). En cambio, trascurridos 12 meses de la colocación de la prótesis, se detectaron diferencias significativas en la retención según el tipo de prótesis realizada (p < 0,05); así los pacientes del Grupo I presentaban una mejor retención que los pacientes del Grupo C.

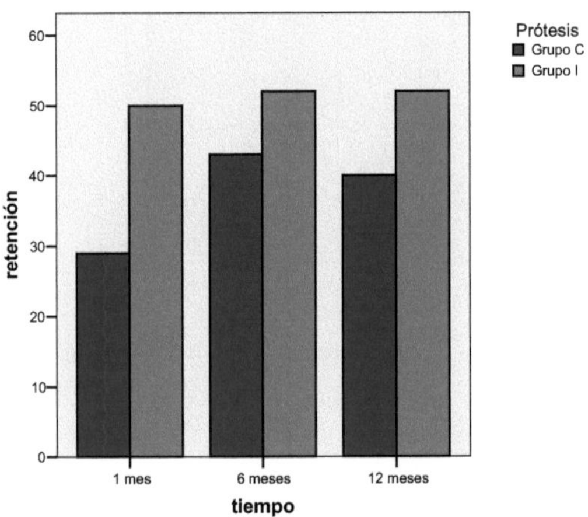

Figura 7. Parámetro retención en el período de seguimiento.

El parámetro **integridad de la mucosa** (Fig. 8) fue registrado positivamente en el Grupo I en el 94 % de los pacientes al mes, en el 93% a los 6 meses y en el 93% de los pacientes a los 12 meses. En el Grupo C, este parámetro se registró positivamente en el 70%

de los pacientes al mes, en el 96% a los 6 meses y en el 87% a los 12 meses.

Tras la colocación de la prótesis, se detectaron diferencias significativas en la integridad de la mucosa transcurrido un mes según el tipo de prótesis realizada (p ≤ 0,001), de forma que los pacientes del Grupo I (prótesis implantorretenida) presentaron mejor valoración de la integridad de la mucosa. A los seis meses, no se detectaron diferencias estadísticamente significativas en el parámetro integridad de la mucosa según el tipo de prótesis realizada (p=1). Igualmente, no se detectaron diferencias estadísticamente significativas en la integridad de la mucosa entre ambos grupos transcurridos 12 meses (p = 0,296).

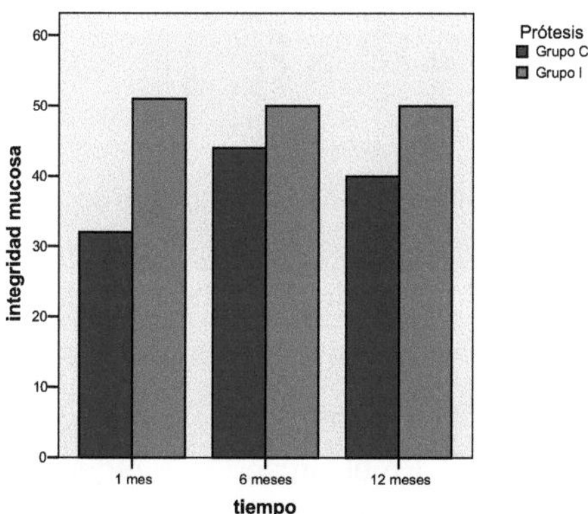

Figura 8. Parámetro integridad de la mucosa en el período de seguimiento.

El parámetro **oclusión** (Fig. 9) fue valorada en el Grupo I como positiva en el 89 % de los pacientes al mes, en el 89% a los 6 meses y en el 96% a los 12 meses. En el Grupo C, se registró positivamente en el 63% de los pacientes al mes, en el 83% a los 6 meses y en el 89% a los 12 meses. Se observaron diferencias significativas en este parámetro transcurrido el primer mes según el tipo de prótesis realizada (p < 0,01). Así, los pacientes del Grupo I registraron mejor oclusión que los pacientes del Grupo C. No se detectaron diferencias estadísticamente significativas en la oclusión al cabo de 6 meses (p = 0,242) ni a los 12 meses (p = 0,094) según el tipo de prótesis realizada.

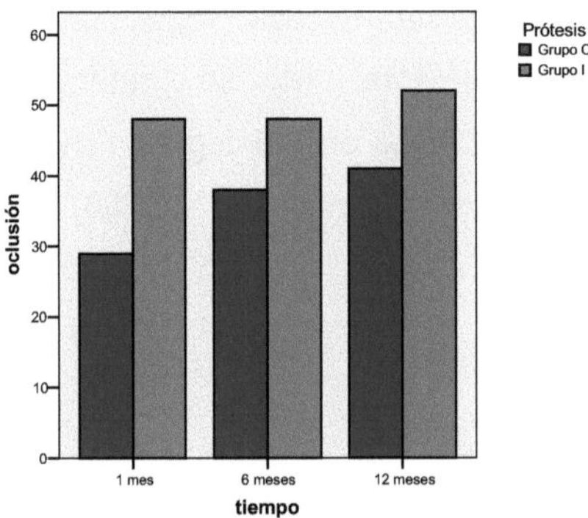

Figura 9. Parámetro oclusión en el período de seguimiento.

El parámetro **dimensión vertical** de las prótesis (Fig. 10) se registró positivo en el Grupo I en el 96,3% de los pacientes al mes, en el 96,3% a los 6 meses y en el 98,1% a los 12 meses de la colocación de la prótesis. En el Grupo C, se registró positivamente en el 78,3% de los pacientes al mes, en el 95,7% a los 6 meses y en el 97,8% al finalizar el período de seguimiento (12 meses).

Trascurrido un mes de su colocación, se detectaron diferencias significativas en el parámetro dimensión vertical según el tipo de prótesis realizada (p < 0,01). Los pacientes del Grupo I (prótesis implantorretenida) presentaron mejor valoración de este parámetro por el evaluador externo que los pacientes del Grupo C (prótesis convencional). En cambio, no se detectaron diferencias significativas en el parámetro dimensión vertical a los 6 meses (p = 1) ni a los 12 meses (p = 1) de colocación de la prótesis según el tipo de prótesis realizada.

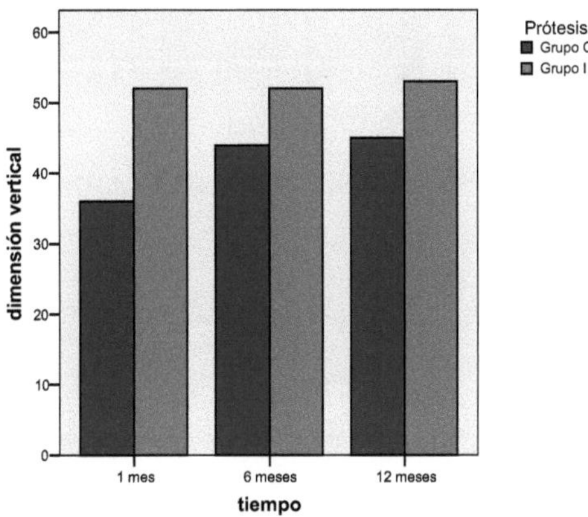

Figura 10. Parámetro dimensión vertical en el período de seguimiento.

El parámetro **estética** de la prótesis (Fig. 11) fue valorado positivamente por el evaluador externo en el Grupo I, en el 96,3% al mes de su colocación, en el 96,3% a los 6 meses y en un 98,1% a los 12 meses. En el Grupo C, el evaluador valoró la estética de la prótesis como positiva en el 95,7% de los casos al mes, en el 100% a los 6 meses y en el 97,8% a los 12 meses.

Según el análisis de los registros del parámetro estética, no fueron detectadas diferencias estadísticamente significativas en este parámetro transcurrido un 1 mes según el tipo de prótesis realizada (p = 1). Tampoco transcurridos 6 meses (p= 1) y 12 meses de la colocación de la prótesis según el tipo de prótesis realizada (p = 0,465).

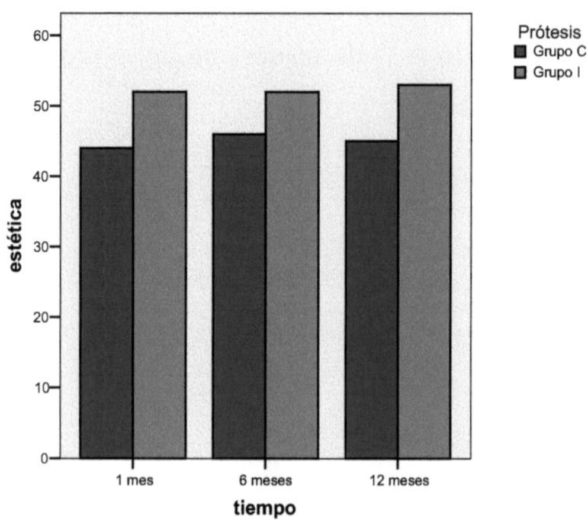

Figura 11. Parámetro estética en el período de seguimiento.

La evaluación global de los parámetros de calidad técnica de la prótesis terminada (estabilidad, retención, oclusión y dimensión vertical) mostraron diferencias estadísticamente significativas según el tipo de prótesis, registrándose mejores valoraciones del evaluador externo en los pacientes del Grupo I. De tal forma que, transcurrido un mes de la colocación de la prótesis, se detectaron diferencias estadísticamente significativas en la estabilidad, la retención, la integridad de la mucosa, oclusión y dimensión vertical (p < 0,01 en todos los casos) en los pacientes del Grupo I (con prótesis implantorretenida).

90

A los 6 meses, únicamente se detectaron diferencias significativas según el tipo de prótesis realizada en el parámetro estabilidad (p < 0,01).

A los 12 meses, sólo se observaron diferencias significativas según el tipo de prótesis realizada en los parámetros estabilidad (p < 0,01) y retención (p < 0,05).

Sin embargo, en los parámetros oclusión y dimensión vertical evaluados a los 6 y a los 12 meses no se detectaron diferencias estadísticamente significativas entre ambos Grupos C e I (Tabla 7).

En resumen, los pacientes portadores de una prótesis implantorretenida presentaron mejores valoraciones tanto funcionales como clínicas que los pacientes con prótesis convencional. Es decir, los pacientes portadores de una prótesis implantorretenida presentaron mayor estabilidad, mejor retención e integridad de la mucosa, aunque la misma percepción estética satisfactoria por parte de un evaluador externo que los pacientes con prótesis convencionales en todo el período de seguimiento (1, 6 y 12 meses).

Los parámetros oclusión y dimensión vertical (intrínsecas del proceso de ejecución técnica) no mostraron diferencias entre ambos grupos a los 6 y 12 meses.

Tabla 7.- Parámetros calidad técnica por evaluador externo.

PARÁMETROS CALIDAD TÉCNICA	GRUPO C (Prótesis convencional)	GRUPO I (Prótesis implantorretenida)	Total	p-valor
Dimensión vertical				
A 1 mes				**0,006****
No	10 (21,7%)	2 (3,7%)	12	
Sí	36 (78,3%)	52 (96,3%)	88	
A 6 meses				1,000
No	2 (4,3%)	1 (1,9%)	3	
Sí	44 (95,7%)	52 (96,3%)	96	
No registro por defunción	0 (0%)	1 (1,9%)	1	
A 12 meses				1,000
No	1 (2,2%)	0 (0%)	1	
Sí	45 (97,8%)	53 (98,1%)	98	
No registro por defunción	0 (0%)	1 (1,9%)	1	
Estética				
A 1 mes				1,000
No	2 (4,3%)	2 (3,7%)	4	
Sí	44 (95,7%)	52 (96,3%)	96	
A 6 meses				1,000
No	0 (0,0%)	1 (1,9%)	1	
Sí	46 (100,0%)	52 (96,3%)	98	
No registro por defunción	0 (0%)	1 (1,9%)	1	
A 12 meses				0,465
No	1 (2,2%)	0 (0,0%)	1	
Sí	45 (97,8%)	53 (98,1%)	98	
No registro por defunción	0 (0%)	1 (1,9%)	1	

	GRUPO C (Prótesis convencional)	GRUPO I (Prótesis implantorretenida)	Total	p-valor
Dimensión vertical				
A 1 mes				**0,006****
No	10 (21,7%)	2 (3,7%)	12	
Sí	36 (78,3%)	52 (96,3%)	88	
A 6 meses				1,000
No	2 (4,3%)	1 (1,9%)	3	
Sí	44 (95,7%)	52 (96,3%)	96	
No registro por defunción	0 (0%)	1 (1,9%)	1	
A 12 meses				1,000
No	1 (2,2%)	0 (0%)	1	
Sí	45 (97,8%)	53 (98,1%)	98	
No registro por defunción	0 (0%)	1 (1,9%)	1	
Estética				
A 1 mes				1,000
No	2 (4,3%)	2 (3,7%)	4	

Sí	44 (95,7%)	52 (96,3%)	96	
A 6 meses				1,000
No	0 (0,0%)	1 (1,9%)	1	
Sí	46 (100,0%)	52 (96,3%)	98	
No registro por defunción	0 (0%)	1 (1,9%)	1	
A 12 meses				0,465
No	1 (2,2%)	0 (0,0%)	1	
Sí	45 (97,8%)	53 (98,1%)	98	
No registro por defunción	0 (0%)	1 (1,9%)	1	

* $p<0,05$; ** $p<0,01$, *** $p<0,001$

Con respecto a si la excelencia clínica en la construcción de prótesis completas está relacionada con la satisfacción del paciente, la evidencia científica ha demostrado ser variable y contradictoria. Algunos autores han intentado averiguar qué proporción o porcentaje de los problemas registrados en los portadores de prótesis dentales completas eran debidos a errores o fallos en las prótesis actuales. Un estudio clásico del año 1993 de Beck y cols. encontró muchos defectos técnicos en las prótesis completas examinadas y únicamente en menos del 20% la revisión de las prótesis existentes resultó óptima (Beck y cols., 1993). Sin embargo, no se recogieron datos en este estudio con respecto a la satisfacción del paciente con estas dentaduras a pesar de los fallos o errores técnicos percibidos por los examinadores. Posteriormente, sin embargo, Dervis (2002) demostró la existencia de una asociación estadísticamente significativa entre los fallos o errores de construcción de la dentadura o la condición de la mucosa de soporte de la dentadura del paciente y las quejas de los pacientes. Entre los errores más comunes se consideran: la falta de retención de la prótesis completa, la falta de oclusión y errores en el establecimiento de la dimensión vertical de las prótesis examinadas (Brunello y Mandikos, 1998). Estos parámetros de calidad clínicos fueron en nuestro estudio evaluados por un operador externo al mismo, prostodoncista acreditado con más de 15 años de experiencia clínica. Del mismo modo, existe poca evidencia científica sobre si la producción de prótesis dentales nuevas de buena calidad conduce a una mayor satisfacción del paciente (Van Waas y cols., 1990; Fenlon y cols., 2008). En cualquier caso, los pacientes incluidos en nuestro estudio no habían sido portadores de prótesis completa mandibular con anterioridad, es decir, las prótesis realizadas constituían sus primeras prótesis completas (dentaduras), para así evitar que experiencias protéticas previas negativas condicionaran su percepción de la calidad de las mismas o su adaptación a las prótesis, condicionando sus respuestas a los cuestionarios. El grupo de trabajo de Fenlon en el Departamento de Prostodoncia del *King's College London Dental Institute* (Reino Unido) trató de corregir algunas de las inexactitudes metodológicas detectadas en los artículos más históricos sobre este tema, usando tamaños de muestra grandes, técnicas de medición amplias y estandarizadas y sofisticados modelos estadísticos. Fenlon y Sherriff (2008) han demostrado una relación estadísticamente significativa entre la calidad de la prótesis y la satisfacción del paciente. Pero con todo, y a pesar de los denodados esfuerzos del profesional, se constata la existencia de un grupo pequeño de pacientes portadores de prótesis completa que continúa insatisfecho a pesar de la provisión de prótesis dentales técnicamente correctas. Un aspecto interesante de este trabajo fue comparar las calificaciones de los pacientes de su prótesis a lo largo del tiempo. Se pidió a los pacientes que clasificaran su dentadura completa en el momento de su colocación y al cabo de los tres meses. Los resultados demostraron que aunque el deterioro propio de la prótesis con el tiempo por el uso continuado puede tener un impacto negativo sobre la satisfacción de los pacientes, la capacidad de masticar y la comodidad de la prótesis mandibular aumenta con el tiempo, reflejando que el proceso de adaptación ha sido exitoso (Fenlon y Sherriff, 2008).

3.3.2. Análisis del cuestionario OHIP20sp

La Tabla 8 muestra los resultados del cuestionario OHIP20sp empleado para medir la calidad de vida oral de los sujetos participantes, es decir, los estadísticos descriptivos número y % de casos registrados con cada una de las cinco posibles respuestas de frecuencia ("nunca", "rara vez", "ocasionalmente", "bastantes veces" y "muchas veces") para cada uno de los 20 ítems del cuestionario en cada grupo de estudio, pre y post realización de la prótesis. Se presentan también en la Tabla 8 los p-valores de comparación de cada ítem del cuestionario entre ambos grupos de estudio (Grupo C e I) antes del tratamiento (pre) y después del tratamiento protésico realizado (post).

Tabla 8.- Cuestionario OHIP20sp pre y post-tratamiento.

Cuestionario OHIP-20sp	GRUPO C (Prótesis convencional)		GRUPO I (Prótesis implantorretenida)		p-valores	
	PRE	POST	PRE	POST	PRE	POST
Dificultad masticar alimentos					0,379	**0,000*****
Nunca	0 (0,0%)	0(0,0%)	0 (0,0%)	7(13,7%)		
Rara vez	8 (17,4%)	1 (2,2%)	8 (14,8%)	29 (56,9%)		
Ocasionalmente	20 (43,5%)	25(55,6%)	25 (46,3%)	15 (29,4%)		
Bastantes veces	10 (21,7%)	1 (2,2%)	17 (31,5%)	0 (0,0%)		
Muchas veces	8 (17,4%)	18 (40,0%)	4 (7,4%)	0 (0,0%)		
Retención alimentos					0,311	**0,000*****

Nunca	0 (0,0%)	0 (0,0%)	0 (0,0%)	0 (0,0%)		
Rara vez	4 (8,7%)	2 (4,4%)	10 (18,5%)	18 (35,3%)		
Ocasionalmente	24 (52,2%)	20 (44,4%)	19 (35,2%)	33 (64,7%)		
Bastantes veces	15 (32,6%)	18 (40,0%)	20 (37,0%)	0 (0,0%)		
Muchas veces	3 (6,5%)	5 (11,1%)	5 (9,3%)	0 (0,0%)		
Prótesis mal ajustadas					0,659	**0,000***
Nunca	0 (0,0%)	0 (0,0%)	1 (1,9%)	21 (41,2%)		
Rara vez	9 (19,6%)	4 (8,9%)	7 (13,0%)	16 (31,4%)		
Ocasionalmente	25 (54,3%)	34 (75,6%)	26 (48,1%)	14 (27,5%)		
Bastantes veces	10 (21,7%)	7 (15,6%)	17 (31,5%)	0 (0,0%)		
Muchas veces	2 (4,3%)	0 (0,0%)	3 (5,6%)	0 (0,0%)		
Sensaciones dolorosas en la boca					0,627	**0,000***
Nunca	1 (2,2%)	0 (0,0%)	2 (3,7%)	5 (9,8%)		
Rara vez	8 (17,4%)	4 (8,9%)	5 (9,3%)	40 (78,4%)		
Ocasionalmente	20 (43,5%)	34 (75,6%)	23 (42,6%)	0 (0,0%)		
Bastantes veces	16 (34,8%)	7 (15,6%)	20 (37,0%)	6 (11,8%)		
Muchas veces	1 (2,2%)	0 (0,0%)	4 (7,4%)	0 (0,0%)		
Incomodidad al masticar					0,071	**0,000***
Nunca	0 (0,0%)	0 (0,0%)	0 (0,0%)	7 (13,7%)		
Rara vez	5 (10,9%)	0 (0,0%)	7 (13,0%)	24 (47,1%)		
Ocasionalmente	20 (43,5%)	20 (44,4%)	22 (40,7%)	20 (39,2%)		
Bastantes veces	14 (30,4%)	25 (55,6%)	24 (44,4%)	0 (0,0%)		
Muchas veces	7 (15,2%)	0 (0,0%)	1 (1,9%)	0 (0,0%)		
Úlceras					0,488	**0,000***
Nunca	0 (0,0%)	0 (0,0%)	0 (0,0%)	0 (0,0%)		
Rara vez	8 (17,4%)	4 (8,9%)	7 (13,0%)	31 (60,8%)		
Ocasionalmente	23 (50,0%)	41 (91,1%)	22 (40,7%)	16 (31,4%)		
Bastantes veces	12 (26,1%)	0 (0,0%)	22 (40,7%)	4 (7,8%)		
Muchas veces	3 (6,5%)	0 (0,0%)	3 (5,6%)	0 (0,0%)		

Síntoma incomodidad con dentadura					0,079	**0,000***
Nunca	3 (6,5%)	0 (0,0%)	3 (5,6%)	6 (11,8%)		
Rara vez	5 (10,9%)	5 (11,1%)	6 (11,1%)	39 (76,5%)		
Ocasionalmente	27 (58,7%)	25 (55,6%)	18 (33,3%)	6 (11,8%)		
Bastantes veces	9 (19,6%)	15 (33,3%)	23 (42,6%)	0 (0,0%)		
Muchas veces	2 (4,3%)	0 (0,0%)	4 (7,4%)	0 (0,0%)		
Sentimiento de preocupación					0,058	**0,000***
Nunca	4 (8,7%)	0 (0,0%)	0 (0,0%)	9 (17,6%)		
Rara vez	14 (30,4%)	0 (0,0%)	11 (20,4%)	8 (15,7%)		
Ocasionalmente	15 (32,6%)	29 (64,4%)	17 (31,5%)	34 (66,7%)		
Bastantes veces	11 (23,9%)	10 (22,2%)	24 (44,4%)	0 (0,0%)		
Muchas veces	2 (4,3%)	6 (13,3%)	2 (3,7%)	0 (0,0%)		
Sentimiento de timidez en relaciones sociales					0,372	**0,000***
Nunca	10 (21,7%)	4 (8,9%)	9 (16,7%)	12 (23,5%)		

Rara vez	14 (30,4%)	19 (42,2%)	16 (29,6%)	25 (49,0%)		
Ocasionalmente	17 (37,0%)	6 (13,3%)	18 (33,3%)	14 (27,5%)		
Bastantes veces	2 (4,3%)	12 (26,7%)	9 (16,7%)	0 (0,0%)		
Muchas veces	3 (6,5%)	4 (8,9%)	2 (3,7%)	0 (0,0%)		
Privación comer alimentos					0,493	**0,000***
Nunca	2 (4,3%)	0 (0,0%)	2 (3,7%)	6 (11,8%)		
Rara vez	14 (30,4%)	0 (0,0%)	10 (18,5%)	25 (49,0%)		
Ocasionalmente	20 (43,5%)	24 (53,3%)	24 (44,4%)	20 (39,2%)		
Bastantes veces	7 (15,2%)	21 (46,7%)	15 (27,8%)	0 (0,0%)		
Muchas veces	3 (6,5%)	0 (0,0%)	3 (5,6%)	0 (0,0%)		
Alimentación insatisfactoria					0,056	**0,000***
Nunca	4 (8,7%)	0 (0,0%)	5 (9,3%)	28 (54,9%)		
Rara vez	9 (19,6%)	5 (11,1%)	9 (16,7%)	12 (23,5%)		
Ocasionalmente	25 (54,3%)	29 (64,4%)	26 (48,1%)	11 (21,6%)		
Bastantes veces	4 (8,7%)	11 (24,4%)	14 (25,9%)	0 (0,0%)		
Muchas veces	4 (8,7%)	0 (0,0%)	0 (0,0%)	0 (0,0%)		
Incapacidad comer					0,090	**0,000***
Nunca	2 (4,3%)	0 (0,0%)	2 (3,7%)	32 (62,7%)		
Rara vez	23 (50,0%)	17 (37,8%)	16 (29,6%)	12 (23,5%)		
Ocasionalmente	11 (23,9%)	25 (55,6%)	25 (46,3%)	7 (13,7%)		
Bastantes veces	10 (21,7%)	3 (6,7%)	11 (20,4%)	0 (0,0%)		
Muchas veces	0 (0,0%)	0 (0,0%)	0 (0,0%)	0 (0,0%)		
Interrupción comidas					0,147	**0,000***
Nunca	7 (15,2%)	0 (0,0%)	3 (5,6%)	15 (29,4%)		
Rara vez	18 (39,1%)	9 (20,0%)	19 (35,2%)	16 (31,4%)		
Ocasionalmente	13 (28,3%)	28 (62,2%)	17 (31,5%)	20 (39,2%)		
Bastantes veces	5 (10,9%)	8 (17,8%)	14 (25,9%)	0 (0,0%)		
Muchas veces	3 (6,5%)	0 (0,0%)	1 (1,9%)	0 (0,0%)		

Sentimiento de disgusto					**0,001***	**0,000***
Nunca	4 (8,7%)	5 (11,1%)	1 (1,9%)	0 (0,0%)		
Rara vez	14 (30,4%)	6 (13,3%)	17 (31,5%)	39 (76,5%)		
Ocasionalmente	25 (54,3%)	18 (40,0%)	23 (42,6%)	12 (23,5%)		
Bastantes veces	0 (0,0%)	16 (35,6%)	12 (22,2%)	0 (0,0%)		
Muchas veces	3 (6,5%)	0 (0,0%)	1 (1,9%)	0 (0,0%)		
Sentimiento de vergüenza					**0,020***	**0,000**
Nunca	12 (26,1%)	5 (11,1%)	9 (16,7%)	19 (37,3%)		
Rara vez	19 (41,3%)	18 (40,0%)	20 (37,0%)	23 (45,1%)		
Ocasionalmente	15 (32,6%)	7 (15,6%)	15 (27,8%)	9 (17,6%)		
Bastantes veces	0 (0,0%)	15 (33,3%)	10 (18,5%)	0 (0,0%)		
Muchas veces	0 (0,0%)	0 (0,0%)	0 (0,0%)	0 (0,0%)		
Comportamiento de evitación de relaciones sociales					**0,040***	**0,000***
Nunca	23 (50,0%)	5 (11,4%)	16 (29,6%)	39 (76,5%)		
Rara vez	10 (21,7%)	17 (38,6%)	18 (33,3%)	8 (15,7%)		

					PRE	POST
Ocasionalmente	11 (23,9%)	22 (50,0%)	10 (18,5%)	4 (7,8%)		
Bastantes veces	2 (4,3%)	0 (0,0%)	10 (18,5%)	0 (0,0%)		
Muchas veces	0 (0,0%)	0 (0,0%)	0 (0,0%)	0 (0,0%)		
Comportamiento de irritación con los suyos					0,073	**0,000***
Nunca	20 (43,5%)	5 (11,1%)	16 (29,6%)	39 (76,5%)		
Rara vez	15 (32,6%)	14 (31,1%)	21 (38,9%)	8 (15,7%)		
Ocasionalmente	11 (23,9%)	26 (57,8%)	11 (20,4%)	4 (7,8%)		
Bastantes veces	0 (0,0%)	0 (0,0%)	6 (11,1%)	0 (0,0%)		
Muchas veces	0 (0,0%)	0 (0,0%)	0 (0,0%)	0 (0,0%)		
Comportamiento de irritación con otra gente					0,122	**0,000***
Nunca	23 (50,0%)	6 (13,3%)	20 (37,0%)	39 (76,5%)		
Rara vez	11 (23,9%)	38 (84,4%)	17 (31,5%)	8 (15,7%)		
Ocasionalmente	12 (26,1%)	1 (2,2%)	12 (22,2%)	4 (7,8%)		
Bastantes veces	0 (0,0%)	0 (0,0%)	5 (9,3%)	0 (0,0%)		
Muchas veces	0 (0,0%)	0 (0,0%)	0 (0,0%)	0 (0,0%)		
Dificultades para disfrutar compañía					0,509	**0,000***
Nunca	18 (39,1%)	5 (11,1%)	21 (38,9%)	29 (56,9%)		
Rara vez	20 (43,5%)	18 (40,0%)	18 (33,3%)	22 (43,1%)		
Ocasionalmente	5 (10,9%)	9 (20,0%)	7 (13,0%)	0 (0,0%)		
Bastantes veces	3 (6,5%)	13 (28,9%)	8 (14,8%)	0 (0,0%)		
Muchas veces	0 (0,0%)	0 (0,0%)	0 (0,0%)	0 (0,0%)		
Menor satisfacción vida					0,169	**0,000***
Nunca	15 (32,6%)	3 (6,7%)	15 (27,8%)	19 (37,3%)		
Rara vez	17 (37,0%)	0 (0,0%)	20 (37,0%)	27 (52,9%)		
Ocasionalmente	13 (28,3%)	25 (55,6%)	12 (22,2%)	5 (9,8%)		
Bastantes veces	0 (0,0%)	17 (37,8%)	6 (11,1%)	0 (0,0%)		
Muchas veces	1 (2,2%)	0 (0,0%)	1 (1,9%)	0 (0,0%)		

* p<0,05; ** p<0,01, *** p<0,001
PRE: instante pre-tratamiento protésico; POST: instante post-tratamiento protésico.

Antes de la colocación de la prótesis, se detectaron diferencias estadísticamente significativas según el grupo de estudio únicamente en el ítem 14 *"Ha estado disgustado por problemas con su dentadura"* (p ≤ 0,001), en el ítem 15 *"Ha estado avergonzado por sus problemas con sus dentaduras"* (p < 0,05) y en el ítem 16 *"Ha evitado relacionarse con la gente por problemas con su dentadura"* (p < 0,05).

Por tanto y previamente a la colocación de la prótesis, los pacientes del Grupo C (prótesis convencional) en general, estuvieron más disgustados y más avergonzados que los pacientes del Grupo I (prótesis implantorretenida). Además, previamente a la colocación de la prótesis, los pacientes del Grupo I evitaron en mayor medida las relaciones personales que los pacientes del Grupo C.

En los restantes ítems de evaluación de la calidad de vida oral, no se detectaron diferencias significativas entre ambos grupos de pacientes, es decir, en la dificultad a la hora de comer alimentos ($p = 0,379$), en la retención de alimentos entre los dientes ($p = 0,311$), en el asentamiento de la prótesis ($p = 0,659$), en la presencia de sensaciones dolorosas en la boca ($p = 0,627$), en la incomodidad al masticar ($p = 0,071$), en la presencia de úlceras ($p = 0,488$), en la incomodidad de las dentaduras ($p = 0,079$), en el grado de preocupación ($p = 0,058$), en la timidez en las relaciones sociales ($p = 0,372$), en la privación de comer alimentos ($p = 0,493$), en una alimentación insatisfactoria ($p = 0,056$), en la incapacidad de comer ($p = 0,090$), en la interrupción de las comidas ($p = 0,147$), en la irritación con los suyos ($p = 0,073$) y con otra gente ($p = 0,122$), en la dificultad a la hora de disfrutar de compañía ($p = 0,509$), y en general en la satisfacción de la vida ($p = 0,169$).

Por tanto, antes de la colocación de la prótesis o inicio del tratamiento protésico rehabilitador del edentulismo total mandibular, ambos grupos partieron de unas condiciones similares con respecto a la calidad de vida oral.

No haber detectado diferencias significativas en la presencia de sensaciones dolorosas y de úlceras en la boca entre ambos grupos (C e I) constituye un resultado interesante, puesto que refleja no existir motivación clínica previa (sintomatología clínica dolorosa aguda previa) en ambos grupos que justificase la realización de una prótesis nueva.

De forma similar, la no existencia de diferencias estadísticamente significativas entre ambos grupos en la sensación de incomodidad previa a la realización del tratamiento rehabilitador en ambos grupos revela que no parece que existiese una motivación funcional previa extra para la realización de una prótesis nueva entre ambos grupos, hallándose, por tanto, en similares condiciones de motivación previa para la realización del nuevo tratamiento protésico.

Tras la realización del tratamiento protésico-rehabilitador, se detectaron diferencias estadísticamente significativas entre ambos grupos en todos los ítems evaluados en el cuestionario OHIP20sp, de forma que los pacientes del Grupo I (prótesis implantorretenida) registraron menos dificultades al masticar (Fig. 12), una menor retención de los alimentos entre los dientes, menos problemas en el asentamiento de la prótesis, menos sensaciones dolorosas en la boca, menos incomodidades a la hora de masticar (Fig. 13), menor presencia de úlceras, menor incomodidad de la dentadura, menor grado de preocupación con su prótesis, menor sentimiento de timidez, menor privación a la hora de comer alimentos, una alimentación más satisfactoria (Fig. 14), una menor incapacidad a la hora de comer (Fig. 15), menor interrupción de las comidas, menor grado de disgusto y de vergüenza, menos dificultades a la hora de entablar relaciones sociales, menor comportamiento irritativo con los suyos y con otra gente, menor dificultad a la hora de disfrutar en compañía y un mayor grado de satisfacción general de la vida (Fig. 16) (p < 0,001 en todos los ítems valorados).

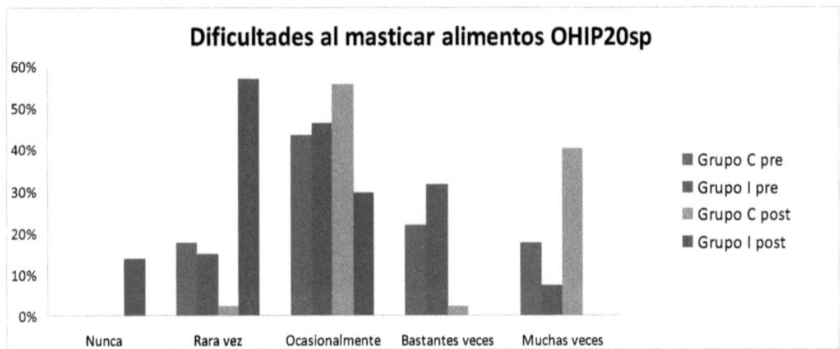

Fig. 12. Dificultades al masticar alimentos pre y post-tratamiento.

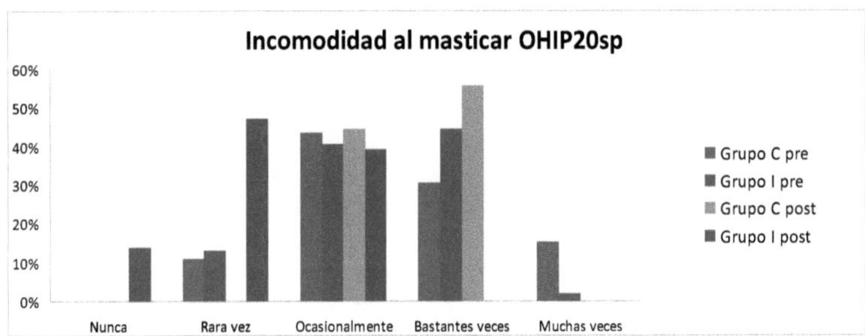

Figura 13. Incomodidad al masticar pre y post-tratamiento.

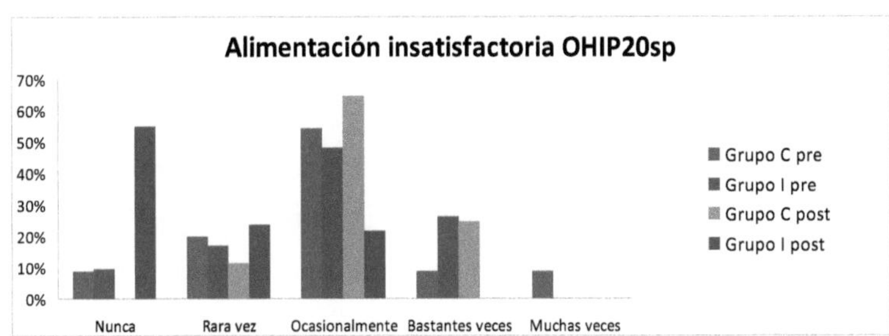

Figura 14. Alimentación insatisfactoria pre y post-tratamiento.

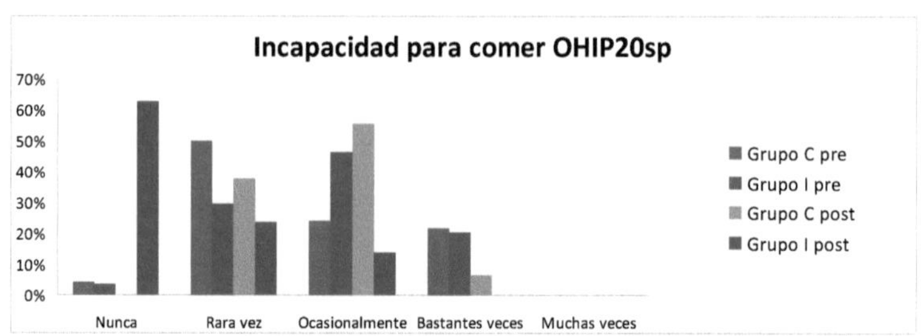

Figura 15. Incapacidad para comer pre y post-tratamiento.

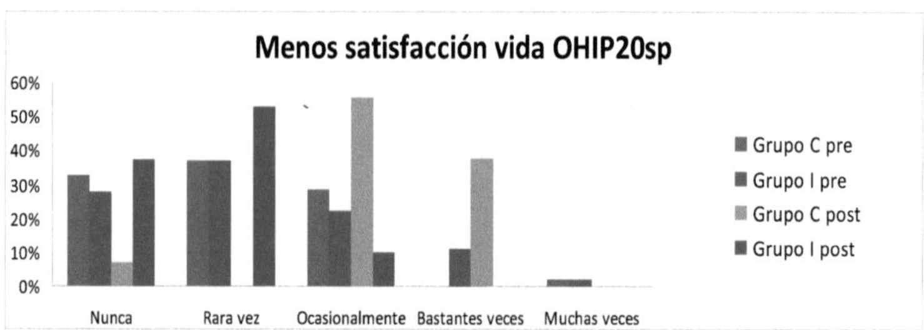

Figura 16. Sensación de menor satisfacción en la vida pre y post-tratamiento.

3.3.3. Análisis del cuestionario OHIP14-post

La Tabla 9 muestra los resultados del cuestionario OHIP14-post empleado para evaluar la mejoría en la calidad de vida oral de los pacientes tras la realización de la prótesis, es decir, el número y % de casos registrados con respuestas de mejoría ("igual", "mejor", "peor") para cada uno de los 14 ítems del cuestionario en cada tipo de prótesis después de su colocación. En la misma, también se registran los p-valores de comparación de cada una de las variables o ítems del cuestionario OHIP14-post entre ambos grupos de

102

estudio (Grupo C e I) después del tratamiento protésico rehabilitador realizado.

Tabla 9. Cuestionario OHIP14-post.

Cuestionario OHIP14-post	GRUPO C (Prótesis convencional)	GRUPO I (Prótesis implantorretenida)	Total	p-valor
Pronunciar correctamente				
A 1 mes				**0,012***
Igual	19 (41,3%)	20 (37,0%)	39	
Mejor	16 (34,8%)	31 (57,4%)	47	
Peor	11 (23,9%)	3 (5,6%)	14	
A 6 meses				**0,000****
Igual	34 (73,9%)	22 (40,7%)	56	
Mejor	9 (19,6%)	31 (57,4%)	40	
Peor	3 (6,5%)	1 (1,9%)	4	
A 12 meses				**0,010***
Igual	37 (80,4%)	31 (57,4%)	68	
Mejor	7 (15,2%)	22 (40,7%)	29	
Peor	2 (4,3%)	1 (1,9%)	3	
Sabor y olor de boca				
A 1 mes				**0,022***
Igual	23 (50,0%)	26 (48,1%)	49	
Mejor	14 (30,4%)	26 (48,1%)	40	
Peor	9 (19,6%)	2 (3,7%)	11	
A 6 meses				**0,004****
Igual	36 (78,3%)	27 (50,0%)	63	
Mejor	9 (19,6%)	26 (48,1%)	35	
Peor	1 (2,2%)	1 (1,9%)	2	
A 12 meses				**0,003****
Igual	39 (84,8%)	32 (59,3%)	71	
Mejor	5 (10,9%)	21 (38,9%)	26	
Peor	2 (4,3%)	1 (1,9%)	3	
Dolores y molestias				
A 1 mes				0,090
Igual	13 (28,3%)	6 (11,1%)	19	
Mejor	21 (45,7%)	32 (59,3%)	53	
Peor	12 (26,1%)	16 (29,6%)	28	
A 6 meses				**0,000****
Igual	32 (69,6%)	7 (13,0%)	39	
Mejor	9 (19,6%)	42 (77,8%)	51	
Peor	5 (10,9%)	5 (9,3%)	10	
A 12 meses				**0,000****
Igual	32 (69,6%)	11 (20,4%)	43	
Mejor	10 (21,7%)	41 (75,9%)	51	

Peor	4 (8,7%)	2 (3,7%)	6	
Higiene de boca				
A 1 mes				**0,000***
Igual	27 (58,7%)	12 (22,2%)	39	
Mejor	11 (23,9%)	36 (66,7%)	47	
Peor	8 (17,4%)	6 (11,1%)	14	
A 6 meses				**0,000***
Igual	37 (80,4%)	12 (22,2%)	49	
Mejor	8 (17,4%)	38 (70,4%)	46	
Peor	1 (2,2%)	4 (7,4%)	5	
A 12 meses				**0,000***
Igual	38 (82,6%)	21 (38,9%)	59	
Mejor	6 (13,0%)	32 (59,3%)	38	
Peor	2 (4,3%)	1 (1,9%)	3	
Capacidad masticatoria				
A 1 mes				0,249
Igual	12 (26,1%)	8 (14,8%)	20	
Mejor	27 (58,7%)	40 (74,1%)	67	
Peor	7 (15,2%)	6 (11,1%)	13	
A 6 meses				**0,000***
Igual	35 (76,1%)	13 (24,1%)	48	
Mejor	8 (17,4%)	38 (70,4%)	46	
Peor	3 (6,5%)	3 (5,6%)	6	
A 12 meses				**0,000***
Igual	38 (82,6%)	20 (37,0%)	58	
Mejor	7 (15,2%)	33 (61,1%)	40	
Peor	1 (2,2%)	1 (1,9%)	2	
Alimentación satisfactoria				
A 1 mes				**0,002****
Igual	15 (32,6%)	6 (11,1%)	21	
Mejor	26 (56,5%)	47 (87,0%)	73	
Peor	5 (10,9%)	1 (1,9%)	6	
A 6 meses				**0,000***
Igual	33 (71,7%)	10 (18,5%)	43	
Mejor	11 (23,9%)	41 (75,9%)	52	
Peor	2 (4,3%)	3 (5,6%)	5	
A 12 meses				**0,000***
Igual	37 (80,4%)	16 (29,6%)	53	
Mejor	8 (17,4%)	37 (68,5%)	45	
Peor	1 (2,2%)	1 (1,9%)	2	
Estética al sonreír				
A 1 mes				0,064
Igual	11 (23,9%)	5 (9,3%)	16	
Mejor	30 (65,2%)	46 (85,2%)	76	
Peor	5 (10,9%)	3 (5,6%)	8	

A 6 meses				**0,000***
Igual	32 (69,6%)	7 (13,0%)	39	
Mejor	12 (26,1%)	46 (85,2%)	58	
Peor	2 (4,3%)	1 (1,9%)	3	
A 12 meses				**0,000***
Igual	32 (69,6%)	14 (25,9%)	46	
Mejor	12 (26,1%)	40 (74,1%)	52	
Peor	2 (4,3%)	0 (0,0%)	2	
Relaciones sociales				
A 1 mes				**0,003****
Igual	39 (84,8%)	32 (59,3%)	71	
Mejor	6 (13,0%)	22 (40,7%)	28	
Peor	1 (2,2%)	0 (0,0%)	1	
A 6 meses				**0,049***
Igual	37 (80,4%)	33 (61,1%)	70	
Mejor	9 (19,6%)	21 (38,9%)	30	
Peor	0 (0,0%)	0 (0,0%)	0	
A 12 meses				**0,038***
Igual	39 (84,8%)	35 (64,8%)	74	
Mejor	7 (15,2%)	19 (35,2%)	26	
Peor	0 (0,0%)	0 (0,0%)	0	
Relación de pareja				
A 1 mes				**0,000***
Igual	44 (95,7%)	35 (64,8%)	79	
Mejor	1 (2,2%)	19 (35,2%)	20	
Peor	1 (2,2%)	0 (0,0%)	1	
A 6 meses				**0,003****
Igual	42 (91,3%)	36 (66,7%)	78	
Mejor	4 (8,7%)	18 (33,3%)	22	
Peor	0 (0,0%)	0 (0,0%)	0	
A 12 meses				**0,005****
Igual	44 (95,7%)	40 (74,1%)	84	
Mejor	2 (4,3%)	14 (25,9%)	16	
Peor	0 (0,0%)	0 (0,0%)	0	
Preocupaciones por la boca				
A 1 mes				**0,000***
Igual	20 (43,5%)	3 (5,6%)	23	
Mejor	18 (39,1%)	39 (72,2%)	57	
Peor	8 (17,4%)	12 (22,2%)	20	
A 6 meses				**0,000***
Igual	30 (65,2%)	18 (33,3%)	48	
Mejor	11 (23,9%)	34 (63,0%)	45	
Peor	5 (10,9%)	2 (3,7%)	7	

A 12 meses				**0,029***
Igual	33 (71,7%)	27 (50,0%)	60	
Mejor	10 (21,7%)	25 (46,3%)	35	
Peor	3 (6,5%)	2 (3,7%)	5	
Satisfacción por el estado de la boca				
A 1 mes				**0,000***
Igual	23 (50,0%)	8 (14,8%)	31	
Mejor	12 (26,1%)	38 (70,4%)	50	
Peor	11 (23,9%)	8 (14,8%)	19	
A 6 meses				**0,000***
Igual	32 (69,6%)	14 (25,9%)	46	
Mejor	10 (21,7%)	38 (70,4%)	48	
Peor	4 (8,7%)	2 (3,7%)	6	
A 12 meses				**0,001****
Igual	35 (76,1%)	24 (44,4%)	59	
Mejor	9 (19,6%)	29 (53,7%)	38	
Peor	2 (4,3%)	1 (1,9%)	3	
Desempeño de trabajo				
A 1 mes				**0,006****
Igual	41 (89,1%)	37 (68,5%)	78	
Mejor	4 (8,7%)	17 (31,5%)	21	
Peor	1 (2,2%)	0 (0,0%)	1	
A 6 meses				**0,000***
Igual	43 (93,5%)	34 (63,0%)	77	
Mejor	3 (6,5%)	19 (35,2%)	22	
Peor	0 (0,0%)	1 (1,9%)	1	
A 12 meses				**0,018***
Igual	44 (95,7%)	42 (77,8%)	86	
Mejor	2 (4,3%)	12 (22,2%)	14	
Peor	0 (0,0%)	0 (0,0%)	0	
Satisfacción vida				
A 1 mes				**0,000***
Igual	42 (91,3%)	25 (46,3%)	67	
Mejor	3 (6,5%)	29 (53,7%)	32	
Peor	1 (2,2%)	0 (0,0%)	1	
A 6 meses				**0,000***
Igual	39 (84,8%)	29 (53,7%)	68	
Mejor	4 (8,7%)	24 (44,4%)	28	
Peor	3 (6,5%)	1 (1,9%)	4	
A 12 meses				**0,002****
Igual	43 (93,5%)	37 (68,5%)	80	
Mejor	3 (6,5%)	17 (31,5%)	20	
Peor	0 (0,0%)	0 (0,0%)	0	

Medicamentos para aliviar				
A 1 mes				0,066
Igual	19 (41,3%)	13 (24,1%)	32	
Mejor	20 (43,5%)	36 (66,7%)	56	
Peor	7 (15,2%)	5 (9,3%)	12	
A 6 meses				**0,000***
Igual	32 (69,6%)	11 (20,4%)	43	
Mejor	12 (26,1%)	39 (72,2%)	51	
Peor	2 (4,3%)	4 (7,4%)	6	
A 12 meses				**0,001**
Igual	32 (69,6%)	23 (42,6%)	55	
Mejor	10 (21,7%)	30 (55,6%)	40	
Peor	4 (8,7%)	1 (1,9%)	5	

* p<0,05; ** p<0,01, *** p<0,001

Al mes de la colocación de la prótesis, se registraron diferencias estadísticamente significativas en todos los ítems del cuestionario entre ambos grupos de estudio. Se detectaron mejores resultados para el Grupo I (prótesis implantorretenida) excepto en la presencia de dolores y molestias (p = 0,090), la capacidad masticatoria (p = 0,249), la estética al sonreír (p = 0,064) y los medicamentos para aliviar (p = 0,066).

A los 6 y a los 12 meses de seguimiento, se detectaron diferencias estadísticamente significativas entre ambos grupos en todos los ítems evaluados de acuerdo a las preguntas del cuestionario. De forma que los pacientes del Grupo I (prótesis implantorretenida) globalmente refirieron una mejor pronunciación (p < 0,001 a los 6 meses y p ≤ 0,01 a los 12 meses), mejor sabor y olor de boca (p < 0,01), menos dolores y molestias (p < 0,001), una mejor higiene de la boca (p < 0,001), una alimentación más satisfactoria (p < 0,001), mejores relaciones sociales (p < 0,05) y de pareja (p < 0,01), menos preocupaciones por la boca (p < 0,001 a los 6 meses y p < 0,05 a los 12 meses, un mejor desempeño del trabajo (p < 0,001 a los 6 meses y p < 0,05 a los 12 meses).

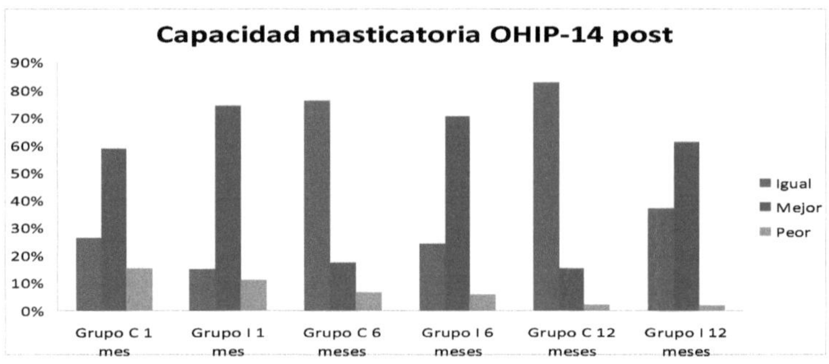

Figura 17. Capacidad masticatoria en el período de seguimiento.

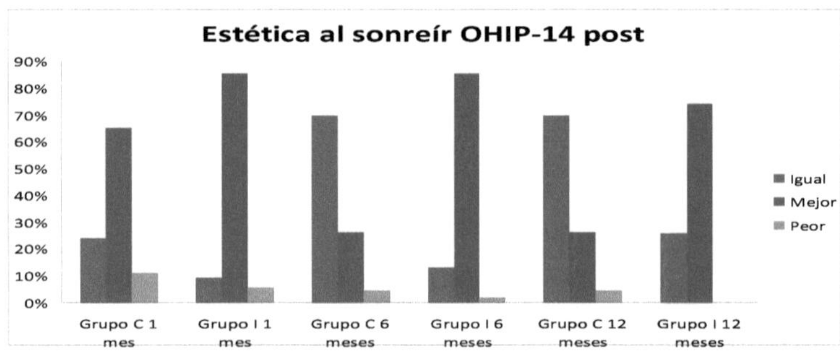

Figura 18. Percepción de la estética al sonreír en el período de seguimiento.

Destaremos gráficamente únicamente los ítems más reveladores de satisfacción por el cliente-paciente, por ejemplo: capacidad masticatoria satisfactoria (Fig. 17) (p < 0,001), el ítem mejor estética al sonreír (Fig. 18) (p < 0,001), una mayor satisfacción por el estado de la boca (Fig. 19) (p ≤ 0,001) y el ítem mayor satisfacción de la vida en general (Fig. 20) (p < 0,001 a los 6 meses y p < 0,01 a los 12 meses).

108

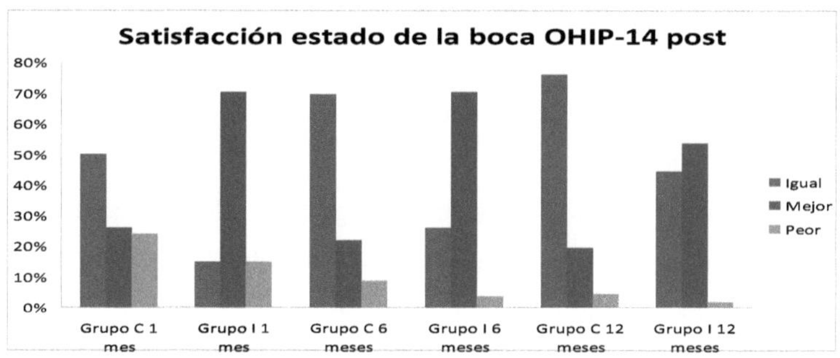

Figura 19. Satisfacción por el estado de la boca en el período de seguimiento.

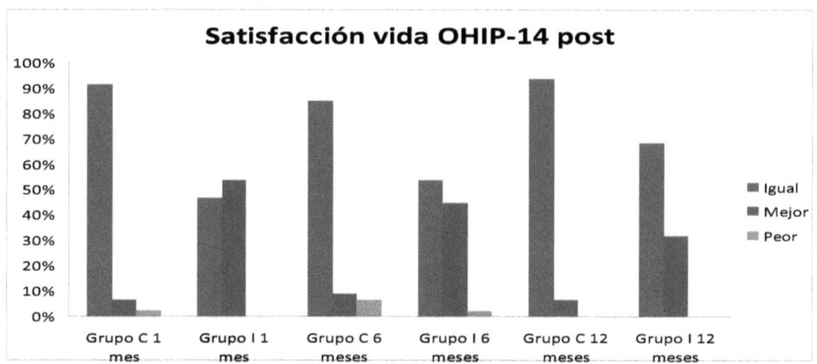

Figura 20. Sentimiento de satisfacción en la vida en el período de seguimiento.

3.3.4. Análisis del cuestionario OHIP20sp (índice OHIP-ADD)

Previamente a la realización del tratamiento protésico-rehabilitador, los pacientes del Grupo C registraron una puntuación media OHIP20sp total *(OHIP-ADD)* de 33,02 ± 11,32, con valores comprendidos entre 16 y 63 (Fig. 21). Por su parte, los pacientes del Grupo I registraron una puntuación media OHIP20sp total *(OHIP-ADD)* de 37,07 ± 12,20, tomando valores entre 12 y 60 (Fig. 22).

Dado que, según el test de Kolmogorov-Smirnov, se puede asumir normalidad para las puntuaciones OHIP20sp *(OHIP-ADD)* en ambos grupos (prótesis convencional y prótesis implantoretenida), se utilizó el test t para muestras independientes para comparar las puntuaciones medias entre ambos grupos. No se obtuvieron diferencias estadísticamente significativas entre las puntuaciones pre-tratamiento en ambos grupos (diferencia = - 4,052, p = 0,090), por lo que, en realidad, previo a la colocación de la prótesis, ambos grupos partían de las mismas condiciones con respecto a la calidad de vida oral. Si no asumimos normalidad y se utilizase un test no paramétrico, el test no paramétrico U de Mann-Whitney se obtiene exactamente el mismo resultado, el mismo p-valor.

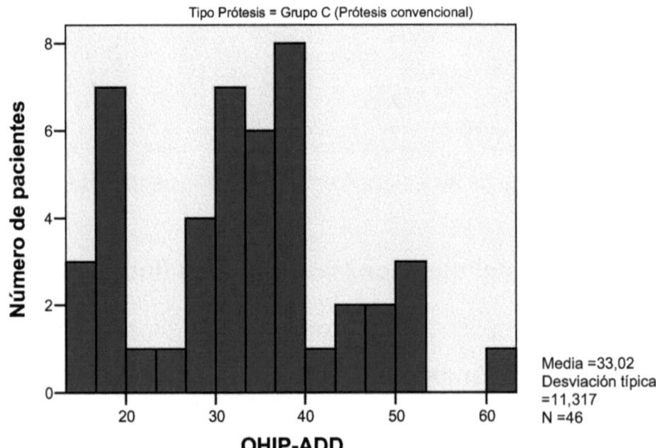

Figura 21. Distribución de puntuaciones OHIP20sp *(OHIP-ADD)* en Grupo C.

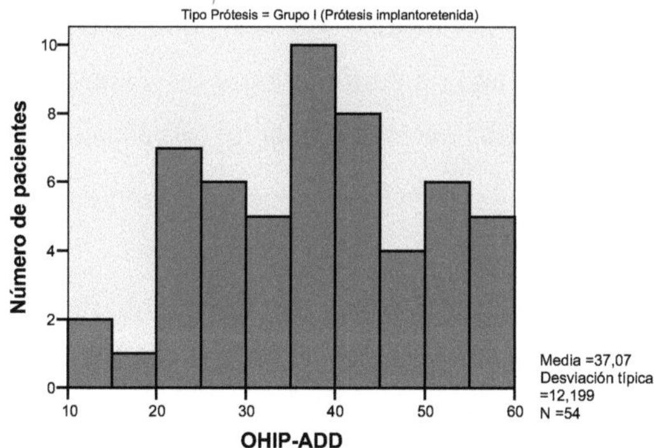

Figura 22. Distribución de puntuación de OHIP20sp *(OHIP-ADD)* en Grupo I.

Al realizar el mismo análisis para cada uno de los siete dominios en los que se dividen las preguntas del cuestionario OHIP20sp (Tabla 10), observamos que la puntuación más alta en ambos grupos corresponde a limitación funcional (puntuación media de 6,6 en el Grupo C y 6,6 en el Grupo I), dolor físico (media de 7,3 en el Grupo C y de 8,3 en el Grupo I) e incapacidad física, el domino de mayor puntuación (media de 8,9 en el Grupo C y de 9,4 en el Grupo I).

Tabla 10. Cuestionario OHIP20sp (*OHIP-ADD*) pre-tratamiento por dominios.

OHIP20sp total pre	GRUPO C (Prótesis convencional)				GRUPO I (Prótesis implantorretenida)				p-valor
DOMINIOS	media	desv típica	mín	máx	media	desv típica	mín	máx	
Limitación funcional	6,65	2,23	3	12	6,59	2,08	2	11	0,783
Dolor físico	7,28	2,93	3	14	8,31	2,81	3	14	0,070
Molestias psicológicas	3,17	1,84	0	7	8,93	2,78	3	15	0,078
Incapacidad física	8,93	2,78	3	15	9,43	2,87	2	15	0,277
Incapacidad psicológica	1,57	1,59	0	4	2,17	1,85	0	6	0,122
Incapacidad social	3,57	2,08	0	9	4,43	2,47	1	10	0,105
Obstáculos	1,85	1,53	0	6	2,48	1,97	0	7	0,158
Total	33,02	11,32	16	63	37,07	12,20	12	60	0,090

desv típica: desviación típica; mín: valor mínimo; máx: valor máximo.

Al no poder asumir normalidad de las puntuaciones para cada dominio, mediante el test no paramétrico U de Mann-Whitney, no se detectaron diferencias estadísticamente significativas entre las puntuaciones pre-tratamiento en ambos grupos para ninguno de los siete dominios.

Si realizamos ahora el análisis de los datos del cuestionario basándonos en el *OHIP-SC*, es decir, calculando el número de ítems con respuesta "ocasionalmente", o mayor frecuencia, es decir, "bastantes veces", o "muchas veces", se obtiene que la prevalencia del impacto fue del 97% en la muestra general antes de la colocación de la prótesis (% de sujetos indicando al menos un ítem como ocasionalmente o con una mayor frecuencia). En el Grupo C, todos los pacientes respondieron por lo menos a algún ítem con "ocasionalmente", "bastantes veces" o "muchas veces", por lo que la prevalencia del impacto fue del 100%, antes de la colocación de la prótesis convencional. En el Grupo I, la prevalencia del impacto fue del 94% antes de la colocación de la prótesis.

La puntuación *OHIP-SC* fue 12,2 ± 5,28 (media de los ítems afectados como ocasionalmente o con una mayor frecuencia) previa a la colocación de la prótesis.

En los pacientes del Grupo C, el *OHIP-SC* fue 11,46 ± 5,05 con valores comprendidos entre 1 y 20, antes del tratamiento. En los pacientes del Grupo I, el *OHIP-SC* fue 12,8 ± 5,4 antes de la colocación de la prótesis tomando valores entre 0 y 20. No se detectaron diferencias estadísticamente significativas antes del tratamiento en el impacto en la calidad de vida oral utilizando el OHIP-20sp-SC entre ambos grupos (diferencia = -1,377, p = 0,195).

Una vez finalizado tratamiento protésico rehabilitador los pacientes del Grupo C (prótesis convencional) alcanzaron una puntuación OHIP20sp total *(OHIP-ADD)* media igual a 40,13 ± 9,31 mientras que los pacientes del Grupo I (prótesis implantorretenida) obtuvieron una puntuación OHIP20sp total media igual a 18,75 ± 7,58. Por tanto, después de la colocación de la prótesis, los pacientes del Grupo C disminuyeron su calidad de vida oral, mientras que los pacientes del Grupo I mejoraron notablemente su calidad de vida oral.

De hecho, se detectaron diferencias estadísticamente significativas entre las puntuaciones totales OHIP20sp post-tratamiento entre ambos grupos (diferencia = 21,388, p < 0,001), teniendo una mejor calidad de vida oral los pacientes del Grupo I. Al igual que las puntuaciones OHIP20sp pre-tratamiento, se puede asumir normalidad para las puntuaciones OHIP20sp post-tratamiento en ambos grupos. No asumiendo normalidad y utilizando un test no paramétrico, el test no paramétrico U de Mann-Whitney se obtiene exactamente el mismo resultado, el mismo p-valor, por lo que esto nos da seguridad en los resultados obtenidos.

La Tabla 11 recoge los resultados de las puntuaciones OHIP20sp totales *(OHIP-ADD)* post-tratamiento por dominios. Tras el correspondiente análisis, observamos que las puntuaciones medias más altas en el Grupo C corresponden a limitación funcional (7,51), dolor físico (8,87) e incapacidad física (8,76), obteniéndose puntuaciones medias más bajas en los mismos dominios en el Grupo I, con valores en el dominio limitación funcional (3,47), dolor físico (4,67) e incapacidad física (4,86).

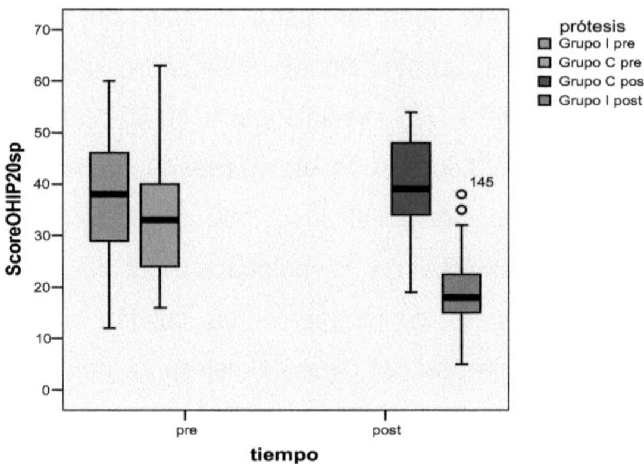

Figura 23. Distribución de puntuación OHIP20sp pre y post-tratamiento.

Mediante el test de Kolmogorov-Smirnov, no se puede asumir normalidad de las puntuaciones OHIP20sp post-tratamiento para cada dominio en ambos grupos (prótesis convencional y prótesis implantorretenida).

Tabla 11. Cuestionario OHIP20sp (*OHIP-ADD*) post-tratamiento por dominios.

OHIP20sp total post	GRUPO C (Prótesis convencional)				GRUPO I (Prótesis implantoretenida)				p-valor
DOMINIOS	media	desv típica	mín	máx	Media	desv típica	mín	máx	
Limitación funcional	7,51	2,00	3	10	3,47	1,22	1	6	**0,000*****
Dolor físico	8,87	2,30	5	14	4,67	2,12	0	8	**0,000*****
Molestias psicológicas	3,67	1,04	2	6	1,61	1,30	0	4	**0,000*****
Incapacidad física	8,76	1,37	5	11	4,86	1,79	2	10	**0,000*****
Incapacidad psicológica	2,36	0,98	0	4	0,63	1,17	0	4	**0,000*****

Incapacidad social	5,38	2,76	0	9	2,47	1,39	1	5	**0,000****
Obstáculos	3,64	1,32	0	5	1,04	1,03	0	3	**0,000****
Total	40,13	9,31	19	54	18,75	7,58	5	38	**0,000****

* p<0,05; ** p<0,01, *** p<0,001
desv típica: desviación típica; mín: valor mínimo; máx: valor máximo

Si consideramos la codificación OHIP-SC del cuestionario OHIP20sp, es decir, calculando el número de ítems con respuesta "ocasionalmente", o mayor frecuencia ("bastantes veces", o "muchas veces"), la prevalencia del impacto fue del 96% en la muestra general tras la colocación de la prótesis, una prevalencia similar a la prevalencia obtenida antes de la colocación de la prótesis.

En el Grupo C (prótesis convencional), todos los pacientes respondieron por lo menos a algún ítem con "ocasionalmente", "bastantes veces" o "muchas veces" (por lo que la prevalencia del impacto fue del 100%), tras la colocación de la prótesis convencional.

En el Grupo I (prótesis implantorretenida), la prevalencia del impacto fue del 96% después de la colocación de la misma. La Tabla 12 muestra la prevalencia del impacto considerando cada tipo de prótesis y toda la muestra de estudio (n=100) en los 20 ítems del cuestionario OHIP20sp pre y postratamiento protésico rehabilitador (Fig. 24).[1]

---

[1] Recuérdese que la prevalencia se calculó como el número de respuestas con un valor ≥ 2 (es decir, frecuencia "ocasionalmente", "bastantes veces", o "muchas veces") en cada pregunta y dividiendo entre el número total de pacientes que respondieron a dicha pregunta.

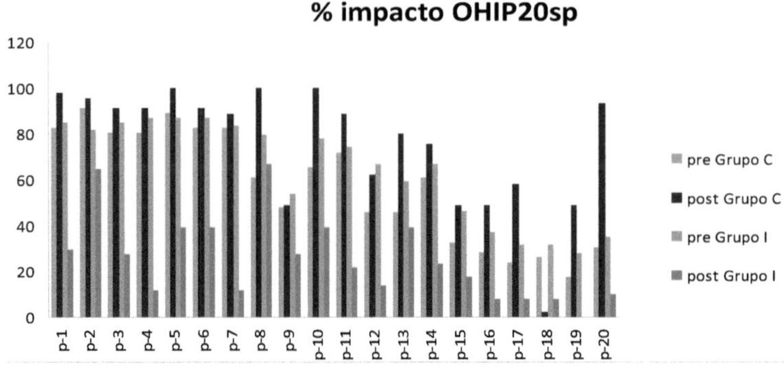

Figura 24. Prevalencia o % de impacto pre y post-tratamiento del cuestionario OHIP20sp codificación *OHIP-SC* pre y post.

Tabla 12. Prevalencia o % de impacto cuestionario OHIP20sp codificación OHIP-SC por grupo.

	GRUPO C (Prótesis convencional)		GRUPO I (Prótesis implantorretenida)		Total	
	%Impacto OHIP20sp PRE	% Impacto OHIP20sp POST	%Impacto OHIP20sp PRE	%Impacto OHIP20sp POST	%Impacto OHIP20sp PRE	%Impacto OHIP20sp POST
p-1	82,61	97,78	85,19	29,41	84,00	61,46
p-2	91,30	95,56	81,48	64,71	86,00	79,17
p-3	80,43	91,11	85,19	27,45	83,00	57,29
p-4	80,43	91,11	87,04	11,76	84,00	48,96
p-5	89,13	100,00	87,04	39,22	88,00	67,71
p-6	82,61	91,11	87,04	39,22	85,00	63,54
p-7	82,61	88,89	83,33	11,76	83,00	47,92
p-8	60,87	100,00	79,63	66,67	71,00	82,29
p-9	47,83	48,89	53,70	27,45	51,00	37,50
p-10	65,22	100,00	77,78	39,22	72,00	67,71
p-11	71,74	88,89	74,07	21,57	73,00	53,13
p-12	45,65	62,22	66,67	13,73	57,00	36,46
p-13	45,65	80,00	59,26	39,22	53,00	58,33
p-14	60,87	75,56	66,67	23,53	64,00	47,92
p-15	32,61	48,89	46,30	17,65	40,00	32,29

116

p-16	28,26	48,89	37,04	7,84	33,00	27,08
p-17	23,91	57,78	31,48	7,84	28,00	31,25
p-18	26,09	2,22	31,48	7,84	29,00	5,21
p-19	17,39	48,89	27,78	0,00	23,00	22,92
p-20	30,43	93,33	35,19	9,80	33,00	48,96

De modo genérico, el impacto después de la colocación de la prótesis fue menor, excepto en las preguntas 8: *"Ha estado preocupado por los problemas de la boca"*, 13: *"Ha tenido que interrumpir sus comidas por problemas con sus dentaduras"*, 17: *"Ha estado más irritable con los suyos por problemas con su dentadura"* y 20: *"Ha notado que su vida es menos satisfactoria por culpa de su prótesis"*. Las preguntas/ítems que supusieron un mayor impacto fueron las preguntas o ítems 5: *"Se ha notado incómodo al masticar algún tipo de alimento por culpa de sus dientes, boca o dentaduras"*, 2: *"Ha notado retención de alimentos entre los dientes y/o dentaduras"* y 6: *"Ha tenido úlceras o llagas en su boca por culpa de la dentadura"* que afectaron al 88, 86 y 85% de la muestra, respectivamente, antes del tratamiento. Una vez colocadas las prótesis fueron los ítems 8 (afectando al 82% de la muestra) y 2 (al 79%).

A diferencia de los resultados de la muestra general, en los pacientes del Grupo C (prótesis convencional), el impacto fue más elevado después de la colocación de la prótesis en todos los ítems, excepto para el ítem 18: *"Ha estado más irritable con otra gente por problemas con su dentadura"*. Sin embargo, los resultados difieren notablemente si consideramos a los pacientes del Grupo I. En este grupo de pacientes el impacto fue menor tras la colocación de la prótesis, al finalizar el tratamiento protésico rehabilitador para todos los ítems, y en algunos de ellos, el impacto disminuyó considerablemente (Fig. 24).

La puntuación media OHIP-SC fue de 9,8 ± 6,2 tras la colocación de la prótesis. En los pacientes del Grupo C, el OHIP-SC fue 15,11 ± 3,89 con unos valores entre 5 y 19 después del tratamiento protésico rehabilitador (Fig. 245).

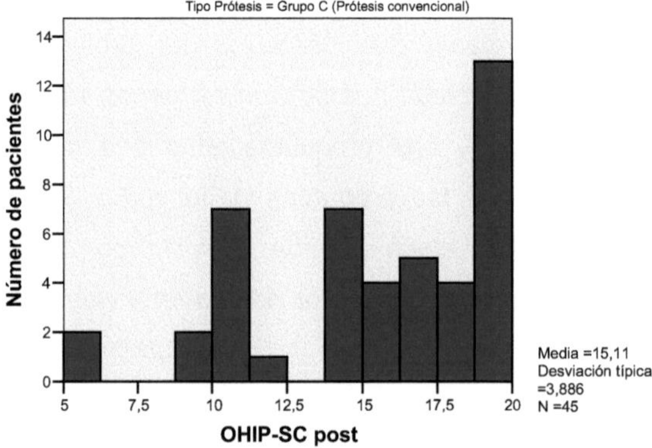

Figura 25. OHIP20sp post-tratamiento (*OHIP-SC post*) Grupo C.

Sin embargo, en los pacientes del Grupo I, el OHIP-SC fue 5,06 ± 3,55 tras la colocación de la misma (Fig. 26), con valores comprendidos entre 0 y 16. Ello indica que el número medio de ítems con una frecuencia ocasionalmente o mayor disminuyó considerablemente para los pacientes del Grupo I tras la colocación de la prótesis. Tras el tratamiento protésico rehabilitador y la colocación de la prótesis, se detectaron diferencias estadísticamente significativas entre ambos grupos de pacientes (diferencia = 10,052, p < 0,001).

118

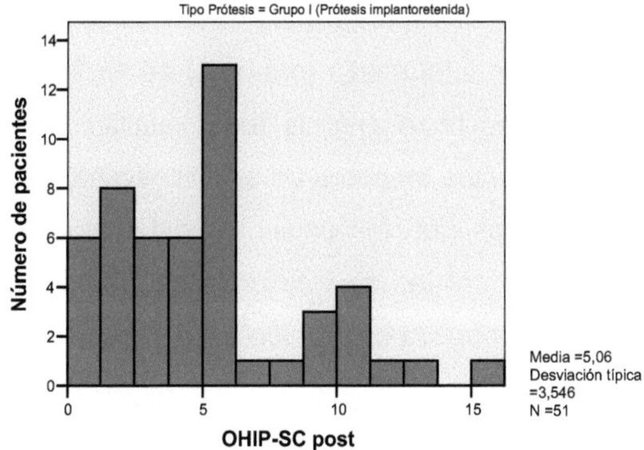

Figura 26. OHIP20sp post-tratamiento (*OHIP-SC post*) Grupo I.

Tras el análisis comparativo de las puntuaciones del cuestionario OHIP20sp pre y post-tratamiento, observamos que los pacientes del Grupo C (prótesis convencional) tuvieron una puntuación OHIP20sp (pre-post) total (*OHIP-ADD*) media (es decir, la diferencia de puntuaciones entre el pre-tratamiento y el post-tratamiento) de -6,73 ± 13,24 (p ≤ 0,001) (Fig. 27).

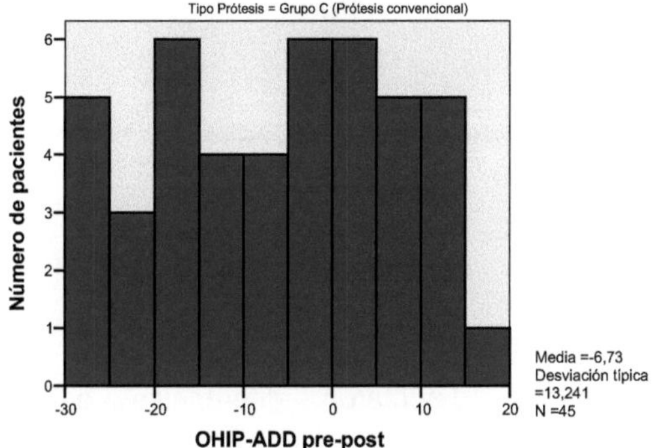

Figura 27. OHIP20sp pre y post tratamiento (*OHIP-ADD pre-post*) Grupo C.

Los pacientes del Grupo I (prótesis implantorretenida) tuvieron una puntuación OHIP20sp total media (pre-post) de 18,14 ± 14,24 (p < 0,001) (Fig. 28). De hecho, el análisis de los resultados del Grupo C indican que los pacientes empeoraron significativamente su calidad de vida oral, mientras que los pacientes del Grupo I mejoraron significativamente su calidad de vida oral después del tratamiento protésico rehabilitador tras la colocación de la prótesis.

Se obtuvo una diferencia en la puntuación OHIP20sp total media (pre-post) de -24,871 entre los dos grupos (p < 0,001), por lo que ambos grupos se comportaron de forma diferente con respecto a la calidad de vida oral una vez realizado el tratamiento protésico rehabilitador.

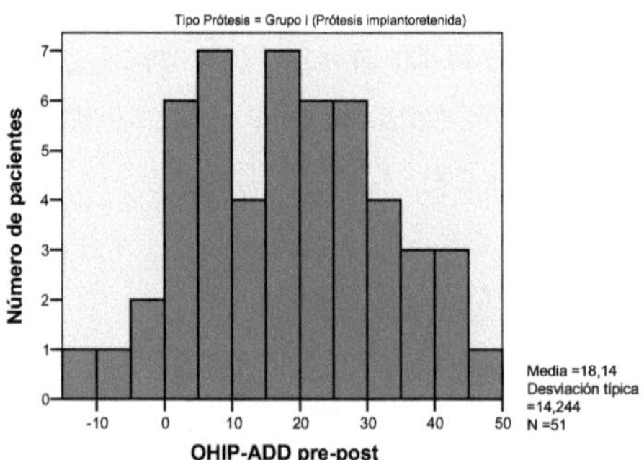

Figura 28. OHIP20sp pre y post tratamiento (*OHIP-ADD pre-post*) Grupo I.

La Tabla 13 muestra las puntuaciones OHIP20sp pre-post para cada dominio. Se detectaron diferencias estadísticamente significativas entre ambos tipos de prótesis en las diferencias de las puntuaciones entre pre y post-tratamiento para todos los dominios (p < 0,001 en todos los casos).

Tabla 13. Cuestionario OHIP20sp (OHIP-ADD) pre y post-tratamiento por dominios.

OHIP20sp total pre-post	GRUPO C (Prótesis convencional)				GRUPO I (Prótesis implantorretenida)				p-valor
DOMINIOS	media	desv típica	mín	máx	media	desv típica	mín	máx	
Limitación funcional	-0,70	2,85	-6	5	3,31	2,78	-2	10	0,000***
Dolor físico	-1,39	3,69	-9	7	3,91	3,67	-5	12	0,000***
Molestias psicológicas	-0,41	1,97	-3	4	2,15	1,89	-2	6	0,000***
Incapacidad física	0,37	3,04	-8	7	4,83	3,62	-5	13	0,000***
Incapacidad psicológica	-0,74	1,81	-3	4	1,57	2,20	-4	6	0,000***
Incapacidad social	-1,70	3,41	-9	6	2,09	2,89	-4	8	0,000***
Obstáculos	-1,72	2,03	-5	2	1,50	2,32	-3	7	0,000***
Total	-6,73	13,24	-29	16	18,14	14,24	-11	49	0,000***

desv típica: desviación típica; mín: valor mínimo; máx: valor máximo.

Si consideramos la codificación *OHIP-SC* del cuestionario OHIP20sp, los pacientes del Grupo C (prótesis convencional) registraron una puntuación OHIP-20sp-SC (pre-post) total media de -3,53 ± 6,07 (p < 0,001) (Fig. 29), mientras que los pacientes del Grupo I (prótesis implantorretenida) registraron una puntuación OHIP-20sp-SC (pre-post) total media de 7,78 ± 6,28 (p < 0,001) (Fig. 30).

Por tanto, se detectaron diferencias significativas en la diferencia entre pre y post en cada grupo de pacientes en función del tipo de prótesis realizada. Se obtuvo una puntuación OHIP-20sp-SC (pre-post) total media de -11,31 entre los dos grupos (p < 0,001), por lo que ambos grupos se comportaron de forma diferente con respecto a la calidad de vida oral.

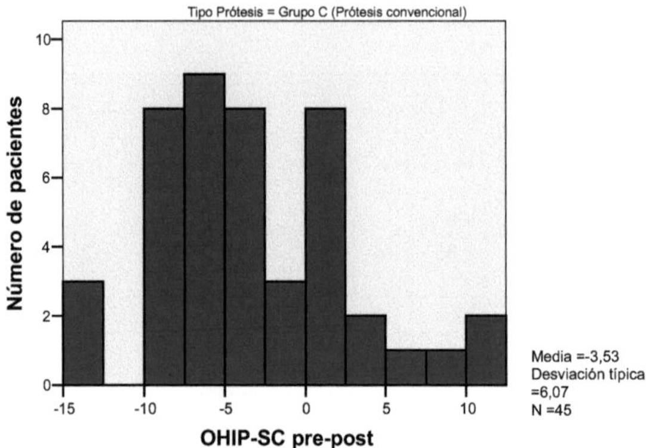

Figura 29. OHIP20sp pre y post tratamiento (*OHIP-SC pre-post*) Grupo C.

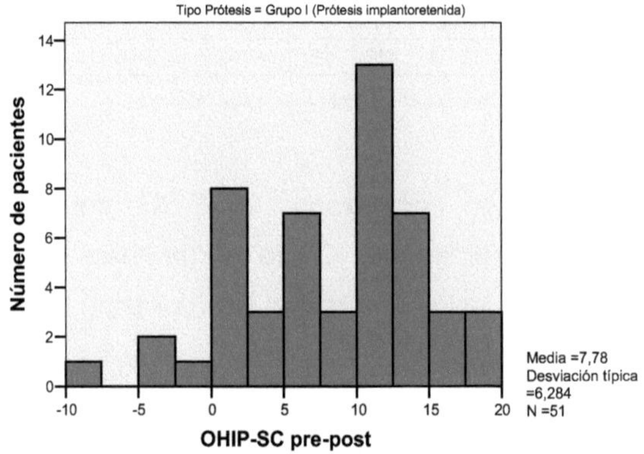

Figura 30. OHIP20sp pre y post tratamiento (*OHIP-SC pre-post*) Grupo I.

Es decir, se obtuvieron los mismos resultados, considerando ambas codificaciones del cuestionario OHIP20sp para el estudio de la calidad de vida oral. Así, los pacientes del Grupo I mejoraron su calidad de vida tras la colocación de la prótesis implantorretenida a diferencia de los pacientes del Grupo C (prótesis convencional) que no mejoraron.

Teniendo en cuenta las puntuaciones pre y post-tratamiento, los pacientes se dividieron en tres grupos (Tabla 14): pacientes que mejoraron su calidad de vida oral (puntuación positiva), pacientes que permanecieron igual; y, por último, pacientes que empeoraron su calidad de vida (puntuación negativa). Se detecta una asociación estadísticamente significativa entre el tipo de prótesis y la mejoría en la calidad de vida oral (p < 0,001), de forma que mejoraron más su calidad de vida los pacientes con prótesis implantorretenidas. Ningún paciente del estudio permaneció igual en términos de calidad de vida oral tras la colocación de la prótesis, es decir, todos los pacientes o mejoraron o empeoraron su calidad de vida oral al colocar la prótesis.

Tabla 14. Calidad de vida oral en cada grupo.

QVORAL	Grupo C (Prótesis convencional)	Grupo I (Prótesis implantorretenida)	Total
Mejoraron	17 (**37,8%**)	47 (**92,2%**)	64 (66,7%)
Empeoraron	28 (**62,2%**)	4 (**7,8%**)	32 (33,3%)
Total	45	51	96

La Tabla 15 muestra los resultados de calidad de vida considerando cada uno de los siete dominios en los que se divide el cuestionario por grupo de estudio. Se detectaron diferencias estadísticamente significativas en la mejoría de la calidad de vida oral según el tipo de prótesis realizada para todos los dominios (p < 0,001 en todos los casos). De hecho, los pacientes del Grupo I (prótesis implantorretenida) mejoraron más su calidad de vida que los pacientes del Grupo C (prótesis convencional) al registrar % más elevados de mejoría en todos los dominios en los que se divide el cuestionario (limitación funcional mejoría en el 84,3% de los casos; dolor físico mejoría en el 80,4%; molestias psicológicas mejoría en 78,4%; incapacidad física mejoría en 90,2%; incapacidad psicológica mejoría en 62,7%; incapacidad social mejoría en 66,7% y obstáculos mejoría en 60,8%).

Tabla 15. Calidad de vida oral.

QVOraldominios	GRUPO C (Prótesis convencional)	GRUPO I (Prótesis implantorretenida)	Total	p-valor
Limitación funcional				0,000***
Mejoraron	16 (**35,6%**)	43 (**84,3%**)	59 (61,5%)	
Dolor físico				0,000***
Mejoraron	14 (**31,1%**)	41 (**80,4%**)	55 (57,3%)	
Molestias psicológicas				0,000***
Mejoraron	12 (26,7%)	40 (**78,4%**)	52 (54,2%)	
Incapacidad física				0,000***
Mejoraron	25 (**55,6%**)	46 (**90,2%**)	71 (74%)	
Incapacidad psicológica				0,000***
Mejoraron	11 (**24,4%**)	32 (62,7%)	43 (44,8%)	
Incapacidad social				0,000***
Mejoraron	12 (**26,7%**)	34 (**66,7%**)	46 (47,9%)	
Obstáculos				0,000***
Mejoraron	8 (**17,8%**)	31 (**60,8%**)	39 (40,6%)	

* $p<0,05$; ** $p<0,01$; *** $p<0,001$

El análisis de los resultados de los modelos de regresión univariantes obtenidos (Tabla 16) considerando la influencia de cada una de las variables de estudio separadamente, como paso previo al estudio de la influencia sobre la respuesta (se consideró la diferencia de puntuación entre el pre y post tratamiento como variable dependiente) de varias variables conjuntamente indica que:

– Se detecta una influencia estadísticamente significativa de la edad ($p < 0,01$) de forma que por cada año que aumenta la edad, la calidad de vida disminuye en 0,5711.

- Los pacientes con estudios superiores registraron una calidad de vida bastante más elevada que los pacientes sin estudios (p < 0,01).

- El número de veces de cepillado de los dientes al día también influye significativamente en la calidad de vida oral, de forma que, por cada vez a mayores de cepillado al día, la calidad de vida aumenta en 7,97 (p < 0,001).

- Los pacientes del Grupo I tuvieron una calidad de vida bastante mejor que los pacientes del Grupo C (p < 0,001).

Tabla 16. Modelos de regresión univariantes.

Variable	Estimación	Error estándar	p-valor
Edad	-0,5711	0,1852	**0,0027****
Sexo			
Hombres	1		
Mujeres	5,298	3,8340	0,1700
Estado profesional			
Activo	10,9341	7,6484	0,1560
Jubilado	-0,9524	7,1562	0,8940
Nivel de estudios			
Sin estudios	1		
Básicos	13,4200	10,4500	0,2023
Medios	20,3100	10,4900	0,0558
Superiores	29,5800	10,7200	**0,0070****
Presencia hábitos tóxicos			
No	1		
Sí	-0,4532	3,8449	0,9064
Cepillado al día	7,9730	1,7630	**1,79e-05*****
Visitas dentista último año	0,2336	1,1351	0,8374
Tipo de prótesis			
Convencional			
Implantorretenida	24,8710	2,8190	**5,86e-14*****

* p<0,05; ** p<0,01, *** p<0,001

Se detectó una influencia estadísticamente significativa de la edad y del tipo de prótesis a partir del modelo multivariante; por otra parte, el número de veces de cepillado al día también aparece en el modelo como una variable de ajuste ya que no resultó estadísticamente significativa (Tabla 17).

Ajustando por el número de veces de cepillado al día y por el tipo de prótesis, los pacientes de mayor edad tienen peor calidad de vida, de forma que por cada año que aumenta la edad, la calidad de vida disminuye en 0,3466 (p < 0,05).

Ajustando por la edad del paciente y por el número de veces de cepillado de los dientes al día, los pacientes del Grupo I tienen una calidad de vida oral bastante más elevada que los pacientes del Grupo C (p < 0,001).

Tabla 17. Modelo de regresión multivariante.

Variable	Estimación	Error estándar	p-valor
Intercept	14,5059	10,7185	0,1793
Edad	-0,3466	0,1446	**0,0185***
Cepillado al día	2,4821	1,5574	0,1144
Tipo de prótesis			
Convencional	1		
Implantorretenida	22,1120	2,9135	**0,000****

* p<0,05; ** p<0,001

3.3.5. Análisis del Cuestionario OHIP14-post (índice OHIP-ADD)

Transcurrido un mes de la colocación de la prótesis, los pacientes del Grupo C (prótesis convencional) registraron una puntuación media OHIP14-post de 0,19 ± 0,41 con unos valores comprendidos entre -1 y 1, mientras que los pacientes del Grupo I (prótesis implantorretenida) registraron una puntuación media OHIP14-post de 0,52 ± 0,33 tomando valores entre -0,5 y 1.

No se puede asumir normalidad para las puntuaciones del cuestionario OHIP14-post en ambos grupos al cabo de 1 mes de tratamiento. El test no paramétrico U de Mann-Whitney refleja que se detectaron diferencias estadísticamente significativas entre ambos grupos de prótesis, de forma que los pacientes del Grupo I tuvieron una mayor mejoría en la calidad de vida oral que los pacientes del Grupo C (p < 0,001) ver Figura 31.

A los 6 meses de colocación de la prótesis, los pacientes del Grupo C tuvieron una puntuación media OHIP14-post de 0,14 ± 0,35, con valores comprendidos entre -0,71 y 1, mientras que en el Grupo I se registró una puntuación media OHIP14-post de 0,56 ± 0,40, con valores entre -0,79 y 1. No se puede suponer normalidad para las puntuaciones en ambos grupos al cabo de 6 meses de colocación de la prótesis.

Se detectaron diferencias estadísticamente significativas entre las puntuaciones de los dos tipos de prótesis (p<0,001), de modo que los pacientes del Grupo I manifestaron más mejoría en su calidad de vida oral que los del Grupo C. Así, a los 6 meses, en el ítem "pronunciar correctamente" registraron mejoría el 57,4% de los pacientes del Grupo I vs el 19,6% de los del Grupo C. En el ítem, "dolores y molestias" I registraron mejoría el 77,8% de los pacientes del Grupo vs el 19,6% de los del Grupo C. Igualmente, en el ítem "alimentación satisfactoria" el 75,9% de los pacientes del Grupo I registraron mejoría vs el 23,9% de los del Grupo C; observándose valores similares en el ítem complementario "capacidad masticatoria" con un 70,4% de los pacientes del Grupo I con mejoría frente al 17,4% de los del Grupo C. En otros ítems de valoración más subjetiva, como "preocupación por la boca", a los 6 meses el 63% de los pacientes del Grupo I registraron menor preocupación vs el 23,9% de los del Grupo C. Sin embargo, se registró en el 70,4% de los pacientes del Grupo I una mejor "satisfacción por el estado de la boca" vs el 21,7% de los del Grupo C, que manifestaron una mejor satisfacción por el estado bucal a los 6 meses (Fig. 31).

A los 12 meses de colocación de la prótesis, los pacientes del Grupo C (prótesis convencional) tuvieron una puntuación media OHIP14-post de 0,12 ± 0,32, con unos valores comprendidos entre -0,71 y 1; y los pacientes del Grupo I (prótesis mandibular implantorretenida) registraron una puntuación media OHIP14-post de 0,48 ± 0,32 tomando valores entre -0,43 y 1. Como en anteriores períodos de seguimiento, al finalizar los 12 meses de tratamiento, no se puede asumir normalidad para las puntuaciones del cuestionario OHIP14-post en ambos grupos (Fig. 31).

Entre los grupos se detectaron diferencias estadísticamente significativas mediante el test de Mann-Whitney, de forma que los pacientes del Grupo I mostraron mayor mejoría en la calidad de vida oral que los pacientes del Grupo C (p < 0,001). Se comprobó que

128

por ejemplo, a los 12 meses los pacientes del Grupo I en el ítem "dolores y molestias" el 75,9% registraron mejoría vs el 21,7% de los del Grupo C. Igualmente, en el ítem "alimentación satisfactoria" el 68,5% de los pacientes del Grupo I registraron mejoría vs el 17,4% de los pacientes del Grupo C; observándose valores similares en el ítem complementario "capacidad masticatoria" con un 61,1% de los pacientes del Grupo I con mejoría frente al 15,2% de los pacientes del Grupo C. En otros ítems de valoración más subjetiva como, por ejemplo, "preocupación por la boca", el 46,3% de los pacientes del Grupo I registraron menor preocupación a los 12 meses vs el 21,7% de los del Grupo C. Sin embargo, se registró en el 53,7 % de los pacientes del Grupo I una mejor "satisfacción por el estado de la boca" vs el 19,6% de los del Grupo C.

Por tanto, se obtuvieron resultados similares en todo el período de seguimiento (1 mes, 6 meses y 12 meses) en ambos grupos de estudio tras la realización del tratamiento protésico rehabilitador (Fig. 31).

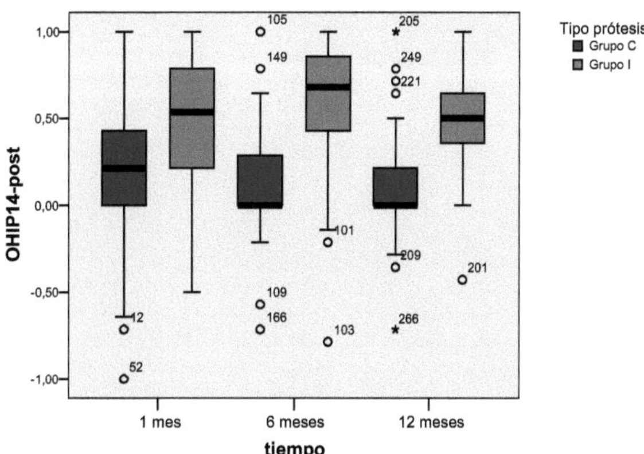

Figura 31 . Puntuación media OHIP14-post en el período de seguimiento.

Con la administración inicial del instrumento OHIP20sp, observamos que la dimensión del cuestionario que presenta una mayor prevalencia de impacto antes del tratamiento en los dos grupos de estudio fue la dimensión "incapacidad para comer".

Antes de la realización del tratamiento protésico rehabilitador, ambos grupos. presentaban un grado de insatisfacción similar con respecto a la calidad de vida oral.

Al final del tratamiento, se produjo una mejoría en todos los ítems del cuestionario OHIP20sp y OHIP14post, mucho más marcada y temprana en los pacientes del Grupo I.

El análisis comparativo entre los grupos de estudio muestra que los pacientes rehabilitados con prótesis completa inferior implantorretenida (Grupo I) reflejaron una mejor calidad de vida oral de forma más temprana y en un mayor número de dimensiones.

Al finalizar el período de seguimiento, todos los pacientes (Grupo I y C) se sintieron satisfechos con el estado de su boca, independientemente del tipo de tratamiento protésico realizado.

4. SERVICIO ODONTOLÓGICO Y CALIDAD DE VIDA

Mª. Mercedes Gallas Torreira

4

4.1. Valoración de la calidad de vida

La calidad de vida (CV) y, más concretamente, la CV relacionada
con la salud (CVRS) es un concepto complejo y multidimensional
que integra la función física, la función psicológica, la interacción
social y los síntomas relacionados con la enfermedad y su
tratamiento. La CVRS puede ser medida a través de una entrevista
abierta, una entrevista semi-estructurada o mediante un
cuestionario cumplimentado por el propio paciente. Los
cuestionarios integran aspectos físicos (síntomas y efectos
secundarios), psíquicos (principalmente ansiedad y depresión),
sociales (interacción con el entorno) y funcionales (nivel de
actividad), constituyendo una medida de resultados al cuantificar los
diferentes aspectos. La valoración de estos resultados
(puntuaciones) permite comparar diferentes estrategias de
tratamiento, integrando información valiosa desde la perspectiva del
paciente.

La evaluación de la CVRS tras la realización de una prótesis
completa inferior (producto del servicio) en pacientes desdentados
completos inferiores, mediante un estudio longitudinal prospectivo
que permitió analizar los cambios de la CVRS del paciente en
diferentes períodos de tiempo (al mes, a los 6 meses y a los 12
meses), siendo el propio paciente su control en el análisis de
seguimiento. El propósito fue analizar el impacto sobre la calidad de
vida relacionada con la salud que supondría la colocación de una
prótesis completa inferior (convencional o implantorretenida) en
pacientes desdentados completos durante el período de
seguimiento de un año.

En España, y concretamente en la comunidad autónoma gallega, se han llevado a cabo escasas investigaciones dentro del ámbito odontológico privado relacionadas con la calidad de vida y la calidad de vida oral. Respecto de la población de adultos mayores, en las últimas décadas, las acciones en promoción de la salud han contribuido a incrementar la esperanza de vida, con el consiguiente aumento del número de adultos mayores. Este fenómeno es conocido como transición demográfica. Estudios realizados en Australia, Canadá y Estados Unidos sobre el impacto de las condiciones bucales en adultos mayores han reportado que las enfermedades bucales muestran disfunción, falta de bienestar y discapacidad con predominante interés clínico, así como impacto al dolor, dificultad para comer y aislamiento (Slade y cols., 1996, 1996b). Un estudio posterior, realizado en México por De la Fuente (2007), concluye que el estado de salud bucodental repercute en las actividades cotidianas e influye directamente en la calidad de vida al generar mayores problemas al comer, disfrutar de los alimentos, pronunciar de forma correcta e interactuar socialmente. En la comunidad gallega, desconocemos el impacto social de la salud oral en grupo de adultos mayores.

Para evaluar la calidad de vida relacionada con la salud oral, hemos utilizado los cuestionarios OHIP-14 y OHIP-20sp. Ambos cuestionarios fueron administrados a los pacientes en distintos momentos del período de seguimiento: al inicio del tratamiento (pre-tratamiento), al mes, a los 6 meses y a los 12 meses (post-tratamiento). El cuestionario se entregó al paciente y fue completado delante del investigador, con la finalidad de que éste tuviese oportunidad de resolver las posibles dudas del encuestado/a. Reissmann y cols. (2011), tras la realización de un estudio sobre la satisfacción, concluyeron que el método de administración del cuestionario (entrevista personal, vía telefónica o realización de la encuesta de forma individual, sin la presencia del profesional) no influye en las puntuaciones del OHIP-14 para los pacientes rehabilitados con prótesis. Sin embargo, la necesidad de realizar preguntas específicas para analizar objetivamente la satisfacción tras el tratamiento protésico y evitar falsos positivos en la respuesta de los pacientes fue determinada con anterioridad en revisión sistemática de la literatura por Strassburger y cols. (2004). Por ese motivo se empleó una versión reducida del Oral Health Impact Profile, el OHIP-14 (Slade, 1997) y el OHIP-20sp (Montero y cols. 2012), complementado con una valoración ciega de un operador externo sobre la calidad técnica del tratamiento protésico realizado (aspecto analizado en el capítulo anterior). La determinación de los momentos concretos del período de seguimiento, al mes, a los 6 meses y a los 12 meses fue realizada para establecer un continuo en el período de adaptación de los pacientes a la rehabilitación protésica y poder comparar los valores post-tratamiento y pre-tratamiento (valores de referencia). De acuerdo con Martínez González y cols. (2013), el cambio más significativo experimentado por los pacientes se produce durante el primer año después de la rehabilitación con implantes. En su estudio sobre el grado de satisfacción de los pacientes edéntulos rehabilitados con diferentes tipos de prótesis implantorretenidas, la satisfacción general aumentó después de la rehabilitación del implante, independientemente del tipo de prótesis utilizada. La satisfacción de los pacientes edéntulos difiere dependiendo del tipo de prótesis implantorretenida. Habiendo expresado su satisfacción previa, cuando el cuestionario se repitió después de un año con prótesis con implantes, estos pacientes completamente edéntulos afirmaron que su calidad de vida y su satisfacción habían mejorado notablemente, situación clínica corroborada por otros autores (Meijer y cols., 1999; Heydecke y cols., 2005; Esfandari y cols., 2009).

El OHIP permite detectar las consecuencias que tiene en el paciente un determinado problema oral, descubre cualquier problema bucal. Un paciente que demanda un tratamiento con implantes probablemente haya sufrido problemas de tipo psicológico, funcional o social debido a la pérdida dentaria o edentulismo. Estos problemas no pueden ser detectados por el clínico, sino que se necesita la aportación de un componente subjetivo por parte del paciente, y el OHIP es una herramienta válida en la fase de diagnóstico y valoración posterior al tratamiento (Allen, 2001).

A pesar de las dificultades para su empleo en la práctica clínica privada y de las complicaciones inherentes para su análisis y valoración, los cuestionarios son instrumentos de utilidad en la mejora y el entendimiento de los resultados de los tratamientos y en la satisfacción de nuestros pacientes. La valoración de la calidad de vida según el estado bucodental es muy subjetiva y esta percepción se encuentra directamente influenciada por la personalidad, el entorno en donde vive y se desarrolla cada persona, y por ese motivo se recomienda la utilización de instrumentos que permitan evaluarla metodológicamente para identificar este impacto de forma objetiva. Con esta finalidad, han sido diseñados cuestionarios divididos en dimensiones representadas por grupos de preguntas que valoran la percepción psicosocial personal de cada individuo, como herramientas de estimación adicional a las evaluaciones físicas tradicionales. En la población de adultos mayores, uno de los instrumentos de valoración de la calidad de vida relacionada con la salud oral más empleado es el OHIP-14. Respecto al OHIP, Slade y Spencer (1994) desarrollaron en Australia un cuestionario integrado por 49 preguntas, denominado OHIP-49, validando Slade en 1997 un formato resumido con 14 preguntas (OHIP-14). Este cuestionario está constituido igualmente por 7 dimensiones: limitación funcional, incapacidad psicológica, incapacidad social y minusvalía. Cada dimensión consta de dos preguntas y las respuestas se cuantifican/contabilizan en la escala Likert con valores de 0 a 4, representando 0 el valor más bajo y 4 el más alto (Locker, 1998). Existe la versión específicamente desarrollada para pacientes edéntulos OHIP-EDEN (Allen y Locker, 2002).

Los resultados pre-tratamiento obtenidos con el cuestionario OHIP nos permiten comprobar que las dimensiones más afectadas antes de iniciar el tratamiento protético en los dos grupos de estudio son: " limitación funcional", "dolor físico", "incapacidad física" y "molestias psicológicas". Los pacientes que presentan mayores valores en el dominio "molestias psicológicas" son los que posteriormente van a someterse a un tratamiento con prótesis implantorretenida (Grupo I). Los pacientes del grupo I presentan un valor medio de 8,9 vs 3,2 de los pacientes del Grupo C. También en el dominio "dolor físico" los valores medios de los pacientes del Grupo I son superiores a los del Grupo C 8,3 vs 7,3. Sin embargo, a pesar de no detectarse diferencias significativas entre los grupos para éstos y el resto de los dominios, los pacientes incluidos en el Grupo I presentaron mayor impacto negativo sobre la CVRS oral pre-tratamiento que los pacientes del Grupo C. Los resultados del cuestionario obtenidos al final del estudio indican que existen diferencias en la percepción del paciente entre los dos tratamientos protésicos evaluados (prótesis implantorretenida y prótesis convencional).

Son muchos los artículos publicados en la literatura que emplean el *Oral Health Impact Profile* en su forma resumida (OHIP-14), para evaluar la opinión de los pacientes tras un tratamiento con implantes. Así, Allen y cols. (2001), en su estudio sobre 75 pacientes, comparan dos grupos de pacientes edéntulos, de los que 40 son rehabilitados con prótesis convencionales y 35 con sobredentaduras. Previamente al tratamiento, la satisfacción en ambos grupos fue baja y, tras la rehabilitación, los pacientes con implantes obtuvieron mejores resultados de forma estadísticamente significativa. Por lo que concluyen que la rehabilitación sobre implantes tiene un impacto positivo en la calidad de vida de los pacientes desdentados. Awad y cols. (2003) llevaron a cabo un ensayo clínico aleatorio para comparar la eficacia relativa de las sobredentaduras retenidas por dos implantes vs las prótesis completas convencionales. Para el estudio, contaron con 102 pacientes desdentados totales que fueron asignados al azar en dos grupos. Todos ellos calificaron su satisfacción general y otras características de sus prótesis originales y de las nuevas mediante Escalas Visuales Analógicas de 0 a 100. El análisis de regresión múltiple reveló que la satisfacción general media fue significativamente mayor en el grupo de pacientes con una prótesis sobre implantes. Además, concluyeron que la edad, el sexo, el estado civil y los ingresos no se asociaban significativamente con las calificaciones de satisfacción general. Destacaron las altas puntuaciones del grupo de implantes en la comodidad, estabilidad y facilidad para masticar con su nueva prótesis. Igualmente, estos resultados fueron avalados por el estudio de Attard y cols. (2006), sobre 42 pacientes, que previamente portaban una prótesis convencional y luego fueron tratados con sobredentadura. Tras la cirugía y al año de la rehabilitación, respondieron al OHIP-14, obteniendo valores de satisfacción muy altos. Además, también se analizó la satisfacción de los pacientes previamente con la *Denture Satisfaccion Scale*, que consiste en 12 preguntas con cinco opciones de respuesta, desde totalmente satisfecho hasta totalmente insatisfecho, obteniéndose los mismos resultados de alta satisfacción. A diferencia del estudio de Attard y cols. (2006), nuestros pacientes no habían sido sometidos a un tratamiento previo de prótesis convencional con el objeto de eliminar el posible sesgo de pertenencia de los pacientes portadores previos de una prótesis convencional con la que estaban insatisfechos, para evitar que su experiencia previa negativa condicionase el nivel de satisfacción evaluado. Esta afirmación es apoyada por los estudios de Grogono y cols. (1989) quienes informaron que el 88% de los individuos estudiados portadores de dentaduras convencionales previas o de prótesis parciales tuvieron un aumento en la confianza en sí mismos después del tratamiento con implantes, el 89% aceptaría repetir un tratamiento con implantes; el 98% afirmó que su salud bucal había mejorado en general y el 95% de los pacientes recomendarían un tratamiento con implantes.

La pérdida de los dientes naturales reduce sustancialmente la calidad de vida (CV) y genera cambios en la imagen y la función oral. Básicamente, la pérdida de dientes es el resultado de las dos enfermedades orales más prevalentes, caries y enfermedad periodontal. Pero también es el reflejo de la actitud del paciente y del dentista, de la viabilidad y accesibilidad al cuidado dental y de la prevalencia de los estándares de tratamiento. Un elevado porcentaje de los pacientes edéntulos mayores de 65 años han perdido sus dientes, y esta pérdida parece estar asociada con el bajo nivel socioeconómico, educativo y el hábito tabáquico, entre otros, afectando a su autopercepción de salud oral. La Encuesta de Salud Oral en España 2015 (Bravo y cols., 2016) revela que el porcentaje de individuos portadores de prótesis completa, tanto maxilar como mandibular, en la cohorte 65-74 años, ha disminuido en relación a la última encuesta de salud oral nacional del 2010. En este grupo de edad existe una disminución del porcentaje de desdentados totales, así en el año 2000 era de 23,4%, en 2005 de 16,9%, en 2010 de 16,7% y en 2015 de 10,6%. Sin embargo, en la mandíbula, el porcentaje de individuos que son portadores de prótesis implantosoportadas se mantiene respecto al 2010 y en el maxilar superior se ha duplicado, pasando de 3,5% a 6,4% en 2015 para prótesis fijas o removibles sobre implantes. Este dato revela el impacto que la elevada oferta de servicios odontológicos rehabilitadores de alta especialización ejerce sobre la población adulta, manteniéndose constante respecto a los datos de anteriores encuestas de salud oral la estimación de necesidad de prótesis. En el grupo de 65-74 años, entre el 39,5%-45,4% requiere de algún tipo de tratamiento de prótesis (mayores necesidades en el maxilar inferior). Aunque, por otro lado, en el grupo de 65-74 años se asiste a una disminución del porcentaje de desdentados totales al descender a 10,6% en 2015, frente al 16,7% de 2005 y al 16,9% en 2000. Siendo las mayores necesidades de prótesis detectadas multiunitarias (entre 21,9% y 25,1% dependiendo del maxilar). Y de ellas el 9,7% (en el maxilar superior) y el 9,3% (en el maxilar inferior) requieren de un tratamiento de prótesis completa. Es muy relevante la disminución al 46,2% del número de visitas al dentista en la cohorte adulta de 65-74 años. Y este dato está en relación con el incumplimiento de los objetivos de calidad de vida oral establecidos por SESPO y por el Consejo General de Dentistas de España de cara al 2020. De hecho, una cuarta parte del colectivo de adultos mayores (65-74 años) presenta problemas para comer por culpa del estado de salud oral existente sin existir en estos momentos ningún recurso en el Sistema Nacional de Salud para facilitar el acceso a los servicios restauradores y protésicos. En este sentido, los autores de las Encuesta Salud Oral 2015 en sus recomendaciones finales subrayan la necesidad de una política de incentivos económicos para los grupos de población de bajo nivel adquisitivo, no restrictiva de la libre elección de profesional, para poder recibir atención bucodental conservadora, incluidas las prótesis dentarias.

La dentición es importante no sólo en el aspecto funcional (masticación, nutricional, fonación) sino también en los aspectos social y psicológico (tener buena apariencia y bienestar psicológico), que no deben ser minimizados en el tratamiento del paciente desdentado. Hemos identificado el efecto que ocasiona el edentulismo inferior en la percepción de la calidad de vida de los adultos mayores gallegos. Los resultados coinciden con los estudios de Nuttall y cols. (2001) en el Reino Unido y Wöstmann y cols. (2008) en Alemania, quienes empleando el cuestionario OHIP-14, identificaron como las dimensiones de mayor impacto: malestar psicológico, dolor físico e incapacidad física y con un menor impacto las dimensiones: incapacidad social y minusvalía, siendo esta última una experiencia difícilmente identificada en las poblaciones de estudio mencionadas.

En la evaluación de los servicios odontológicos prestados, la opinión del usuario/cliente (paciente) es un elemento clave, aunque hasta el momento poco analizado en el ámbito odontológico. Sin embargo, su voz debería ser tenida en cuenta atendiendo a su condición doble de paciente/usuario. La orientación de los servicios de salud (en nuestro caso de la clínica odontológica como empresa de servicios sanitarios) hacia la satisfacción de las necesidades y expectativas de los clientes/usuarios (pacientes) es la base del modelo de gestión de calidad o de mejora continua de la calidad desarrollado por la escuela japonesa de Ishikawa, cuya metodología supone la incorporación de actividades de mejora de calidad a la tarea habitual de los profesionales (Hernández y Martínez, 2014).

La principal fortaleza de esta filosofía empresarial es considerar la opinión de los usuarios-clientes-pacientes como una oportunidad de mejora continua, tratando de hacer llegar sus percepciones a la organización. El hecho de que el número de cuestionarios sea limitado refleja la poca tradición entre nuestros usuarios de ser preguntados respecto a su percepción de la calidad de los servicios prestados o sobre su nivel de satisfacción por el servicio odontológico.

Por otra parte, la media de edad de los pacientes de ambos grupos de estudio (69,0 años Grupo C y 66,8 años Grupo I) denota una población de estudio anciana. Los pacientes ancianos generalmente no proporcionan de forma espontánea toda la información necesaria. Debido a que creen que sus problemas forman parte del propio proceso fisiológico de envejecimiento. La evaluación funcional que proporcionan las mediciones genéricas de calidad de vida y salud, descubre muchas veces un número de alteraciones físicas, mentales o emocionales no detectables durante la realización de la historia clínica del paciente. Tanto los pacientes como los clínicos esperan que un determinado tratamiento (en nuestro caso la opción terapéutica de prótesis completa inferior implantorretenida) conlleve efectos funcionales positivos. Cuando la investigación demuestra que la calidad de vida de los pacientes sometidos a un determinado tratamiento mejora como en el caso práctico expuesto los clínicos deben usar esos datos para asegurar a sus pacientes que esa opción terapéutica es mas satisfactoria que otras.

La atención sanitaria tiene por objetivo aumentar la capacidad funcional y el bienestar de las personas y no sólo limitar la fisiopatología, por tanto, ésta debe integrar los datos sobre mediciones de la calidad de vida relacionada con la salud en las historias clínicas, junto con el diagnóstico, el tratamiento, y la atención de salud continuada para ofrecer mejores tratamientos y menos costosos.

5. REFERENCIAS BIBLIOGRÁFICAS

5

(ISO) International Organization for Standarization. Quality: terms and definitions. 1989.

Abrams RA, Ayers CS, Vogt Petterson M. Quality assessment of dental restorations: a comparison by dentist and patients. Community Dent Oral Epidemiol. 1986;14(6):317-9.

Afonso-Souza G, Nadanovsky P, Chor D, Faerstein E, Werneck GL, Lopes CS. Association between routine visits for dental checkup and self-perceived oral health in an adult population in Rio de Janeiro: the Pró-Saúde Study. *Community Dent Oral Epidemiol* 2007;35(5):393-400.

Albaker AM. The oral health-related quality of life in edentulous patients treated with conventional complete dentures. *Gerodontology* 2013;30(1):61-6.

Allen PF, Locker D. A modified short version oral health-related quality of life in edentulous adults. *Int J Prosthodont* 2002;15(5):446-50.

Allen PF, McMillan AS, Walshaw D, Locker D. A comparison of the validity of generic and disease-specific measures in the assessment of the oral health-related quality of life. *Community Dent Oral Epidemiol* 1999;27(5):344-52.

Allen PF, McMillan AS, Walshaw D. A patient-based assessment of implant-satbilized and conventional complete dentures. *J Prosthet Dent* 2001;85(2):141-7.

Allen PF, McMillan AS. A longitudinal study of quality of life outcomes in older adults requesting implant prostheses and complete removable dentures. *Clin Oral Impl Res* 2003; 14(2):173-9.

Álvarez-Arenal A, Casado-Llompart JR. Prótesis total removible. En: Echeverría JJ, Pumarola J, editores. El manual de odontología. 2ª ed. Barcelona: Elsevier-Masson; 2008.p.1173-200.

Alvesalo I, Uusi-Heikkila Y. Use of services care seeking behaviour and satisfaction among University dental clinic patients in Finland. Community Dent Oral Epidemiol. 1984;12:297-302.

Arlette-Pinzón S, Zunzunegui MV. Detección de necesidades de atención bucodental en ancianos mediante la autopercepción de la salud oral. *Rev Mult Gerontol* 1999;9:216-24.

Attard NJ, Laporte A, Locker D, Zarb GA. A prospective study on immediate loading of implants with mandibular overdentures: patient-mediated and economic outcomes. *Int J Prosthodont* 2006;19(1):67-73.

Awad MA, Lund JP, Shapiro SH, Locker D, Klemetti E, Chehade A, Savard A, Feine JS. Oral health status and treatment satisfaction with mandibular implant overdentures and conventional dentures: a randomized clinical trial in a senior population. *Int J Prosthodont* 2003;16(4):390-6.

Awad MA, Rashid F, Feine JS. The effect of mandibular 2-implant overdentures on oral health-related quality of life: an international multicentre study. *Clin Oral Implants Res* 2014;25(1):46-51.

Awad MA, Shapiro SH, Lund JP, Feine JS. Determinants of patients' treatment preferences in a clinical trial. *Community Dent Oral Epidemiol* 2000;28(2):119-25.

Babbush CA. Posttreatment quantification of patient experiences with full-arch implant treatment using a modification of the OHIP-14 questionnaire. *J Oral Implantol* 2012;38(3):251-60.

Beck CB, Bates JF, Basker RM, Gutteridge DL, Harrison A. A

148

survey of the dissatisfied denture patient. *Eur J Prosthodont Restor Dent* 1993;2(2):73-8.

Bergendal T, Engquist B. Implant-supported overdentures: a longitudinal prospective study. *Int J Oral Maxillofac Implants* 1998;13(2):253-62.

Branemark PI, Hansson BO, Adell R, Breine U, Lindstrom J, Hallen O, et al. Osseointegrated implants in the treatment of the edentulous jaw. Experience from a 10-year period. *Scand J Plast Reconstruct Surg* 1977;16:1-132.

Bravo M, Almerich JM, Ausina V, Avilés P, Blanco JM, Canorea E, Casals E, Gómez G, Hita C, Llodra JC, Monge M, Montiel JM, Palmer PJ, Sainz C. Encuesta de Salud Oral en España 2015. *Revista Ilustre Consejo General de Colegios de Odontólogos y Estomatólogos de España RCOE* 2016:21(Sup 1):8-48.

Brennan M, Houston F, O'Sullivan M, O'Connell B. Patient satisfaction and oral health-related quality of life outcomes of implant overdentures and fixed complete dentures. *Int J Oral Maxillofac Implants* 2010;25(4):791-800.

Brunello DL, Mandikos MN. Construction faults, age, gender, and relative medical health: factors associated with complaints in complete denture patients. *J Prosthet Dent* 1998;79(5):545-54.

Burgeño A. Marketing en la Sanidad. Imprescindible para la humanización y para la eficiencia. Fundación pro humanismo y eficiencia. 2013, p.2.

Canca JC, Jiménez A y Pérez E. Gestión hospitalaria: calidad asistencial. Ed Madrid:McGraw-Hill, 2012,p.401.

Cawood JL, Howell RA. A classification of the edentulous jaws. *Int J Oral Maxillofac Surg* 1988;17:232-6.

Chapko MK, Bergner M, Green K, Beach B, Milgrom P, Skalabrin N. Development and validation of a measure of dental patient satisfaction and anxiety. J Am Dent Assoc. 1985;111:443-6.

Comisión Europea Dirección General de Salud y Consumidores. Disponible   en: http://ec.europa.eu/health/indicators/echi/index_es.htm

Corah NL, O´Shea RM, Pace LF, Seyrek SK. Development of a patient measure of a patient satisfaction with the dentist; the Dental Visit Satisfaction Scale. J Behav Med. 1984;7:367-73.

Critchlow SB, Ellis JS. Prognostic indicators for conventional complete denture therapy: a review of the literature. *J Dent 2010*;38(1):2-9.

Davies AR, Ware JEJr. Measuring patients satisfaction with dental care. Soc Sci Med. 1981;15:751-60.

Degidi M, Piattelli A, Iezzi G, Carinci F. Immediately loaded short implants: analysis of a case series of 133 implants. *Quintessence Int* 2007;38(3):193-201.

Dervis E. Clinical assessment of common patient complaints with complete dentures. *Eur J Prosthodont Restor Dent* 2002;10(3):113-7.

Donabedian A. Clinical performance and quality health care. Clin

Perform Qual Health Care. 1993;1(1): 9-16.

Donabedian, A. The quality of care. How can it be assessed? *JAMA* 1988; 260(12):1743-8.

Douglass CW, Shih A, Ostry L. Will there be a need for complete dentures in the united States in 2020? *J Prosthet Dent* 2002; 87(1): 5-8.

Ellis JS, Pelekis ND, Thomason JM. Conventional rehabilitation of edentulous patients: the impact on oral health-related quality of life and patient satisfaction. *J Prosthodont* 2007;16(1):37-42.

Emani E, Heydecke G, Rompré PH, Grandmont P, Feine JS. Impact of implant support for mandibular dentures on satisfaction oral and general health-related quality of life: a meta-analysis of randomized-controlled trials. *Clin Oral Impl Res* 2009;20(6):533-44.

Esfandari S, Lund JP, Penrod JR, Savard A, Thomason JM, . Implant overdentures for edentulous elders: study of patient preference. *Gerondontology* 2009;26(1):3-10.

Ettiger RL, Beck JD, Jakobsen J. Removable prosthodontics treatment needs: a survey. *J Prosthet Dent* 1984;51:419-27.

Feine JS, Carlsson GE, Awad MA, Chehade A, Duncan WJ, Gizani S, et al. The McGill consensus statement on overdentures. Montreal, Quebec, Canada. May24-25,2002. *Int J Prosthodont* 2002;15(4):413-4.

Feine JS, Carlsson GE, Awad MA, Chehade A, Duncan WJ, Gizani S, et al. The McGill consensus statement on overdentures.

Mandibular two-implant overdenture as first choice standard of care for edentulous patients. Montreal, Quebec, Canada. May 24-25,2002. *Int J Oral Maxillofac Implants* 2002;17(4):601-2.

Fenlon MR, Sherriff M. An investigation of factors influencing patients' satisfaction with new complete dentures using structural equation modeling. *J Dent* 2008;36:427-34.

Fernández-Estevan L, Selva-Otaolaurruchi EJ, Montero J, Sola-Ruiz F. Oral health-related quality of life of implant-supported overdentures versus conventional complete prostheses: Retrospective study of a cohort of edentulous patients. *Med Oral Patol Oral Cir Bucal* 2015;20(4):e450-8.

Fiske J, Davis DM, Frances C, Gelbier S. The emotional effects of tooth loss in edentulous people. *Br Dent J* 1998;24;184(2):90-3; discussion 79.

Fiske J, Gelbier S, Watson RM. The benefit of dental care to an elderly population assessed using a sociodental measure of oral handicap. *Br Dent J* 1990;168:153-6.

Fontijn-Tekamp FA, Slagter AP, van der Bilt A. Biting and chewing in overdentures, full dentures, and natural dentition. *J Dent Res* 2000;79:1519-24.

Fontijn-Tekamp FA, Slagter AP, van't Hof MA, Geertman ME, Kalk W. Bite forces with mandibular implant-retained overdentures. *J Dent Res*1998;77(10):1832-9.

Fortes-García V, Arévalo-Varela JX, Muela-Rodríguez R, Caro Valero L, Ouazzani W, Aparicio-Magallón C. Edentulismo Total.

Rehabilitación del paciente totalmente edéntulo. En: Echeverría JJ, Pumarola J, editores. El manual de odontología. 2ª ed. Barcelona: Elsevier-Masson; 2008.p.1286-1293.

Fueki K, Kimoto K, Ogawa T, Garrett NR. Effect of implant-supported o retained dentures on masticatory performance: a systematic review. *J Prosthet Dent* 2007;98(6):470-7.

Geertman ME, Slagter AP, van Waas MA, Kalk W. Comminution of food with mandibular implant-retained overdentures. *J Den Res* 1994;73(12):1858-64.

Golletz D, Milgrom P, Mancl L. Dental care satisfaction: the reliability and validity of the DSQ in low-income population. J Public Health Dent. 1995;55(4): 210-7.

Gonçalves TM, Campos CH, Garcia RC. Effects of implant-based prostheses on mastication, nutritional intake, and oral health-related quality of life in partially edentulous patients: a paired clinical trial. *Int J Oral Maxillofac Implants* 2015;30(2):391-6.

Grogorno AL, Lancaster DM, Finger IM. Dental implants: a survey of patients´ attitudes. J Prosthet Dent. 1989;62(5):573-6.

Harris D, Höfer S, O'Boyle CA, Sheridan S, Marley J, Benington IC, Clifford T, Houston F, O'Connell B. A comparison of implant-retained mandibular overdentures and conventional dentures on quality of life in edentulous patients: a randomized, prospective, within-subject controlled clinical trial. *Clin Oral Implants Res* 2013;24(1):96-103.

Heydecke G, Locker D, Awad MA, Lund JP, Feine JS. Oral and general health-related quality of life with conventional and implant dentures. *Community Dent Oral Epidemiol* 2003;31(3):161-8.

Hernández Fernández A, Martínez García JM (cords.) Marketing sanitario. Evolución-revolución. Madrid: ESIC Editorial; 2014.

Holt VP, McHugh K. Factors influencing patient loyalty to dentist and dental practice. Br Dent J 1997;183(10):365-70.

John MT, Hujoel P, Miglioretti DL, Leresche L, Koepsell TD, Micheelis W. Dimensions of oral-health-related quality of life. *J Dent Res* 2004;83:956-60.

John MT, Reissmann DR, Szentpétery A, Steele J. An approach to define clinical significance in prosthodontics. *J Prosthodont* 2009;18(5):455-60.

Keenan AV. Mandibular implant supported complete dentures improved quality of life. *Evid Based Dent* 2013;14(1):19-20.

Kiyak HA, Mulligan K. Studies of the relationship between oral health and psychological wellbeing. *Gerodontics* 1987;3:10-2.

Kim HY, Shin SW, Lee LY. Standardizing the evaluation criteria on treatment outcomes of mandibular implant overdentures: a systematic review. J Adv Prosthodont. 2014;6(5):325-32.

Küster I. La venta relacional. Madrid: ESIC Editorial. 2002

Lekholm U, Zarb GA. Selección y preparación del paciente. En: Branemark PI, Zarb GA, Albrektsson T. Prótesis tejido-integradas. La integración en la odontología clínica. Berlin: Quintessense;1987.p.199-210.

Lima-Costa MF, Barreto SM, Giatti L. Health status, physical functioning, health services utilization, and expenditures on medicines among Brazilian elderly: A descriptive study using data from the National Household Survey. *Cad Saude Coletiva* 2003;19:735-43.

Locker D, Slade G. Association between clinical and subjective indicators of oral health status in an older adult population. *Gerodontology* 1994;11(2):108-14.

Locker D. Measuring oral health: a conceptual framework. *Community Dent Health* 1988;5(1):3-18.

Maló P, Nobre Mde A, Petersson U, Wigren S. A pilot study of complete edentulous rehabilitation with immediate function using a new implant design: case series. *Clin Implant Dent Relat Res* 2006;8(4):223-32.

Maló P, Rangert B, Nobre M: All-on-4 immediate-function concept with Brånemark System implants for completely edentulous maxillae: a 1-year retrospective clinical study. *Clin Implant Dent Relat Res* 2005;7(1):88-94.

Martínez-González JM, Martín-Ares M, Cortés-Bretón Brinkmann J, Calvo-Guirado JL, Barona-Dorado C. Impact of prosthetic rehabilitation type on satisfaction of completely edentulous patients. A 5-year prospective study. *Acta Odontol Scand* 2013; 71(5):1303-8.

Massad JJ, Patterson DE, Brewer P, Cagna DR. Interdisciplinary management of implant overdenture therapy. *Dentistry Today* 2011;30(8):54-56.

Massad JJ. Restoring the dignity of prosthodontic patients. *Gen Dent* 2001;49 (4):338-9.

Mataki S. Patient-dentist relationship. J Med Dent Sci. 2000; 47(4):209-14.

Melas F, Marcenes W, Wright PS: Oral health impact on daily performance in patients with implant-stabilized overdentures and patients with conventional complete dentures. *Int J Oral Maxillofac Implants* 2001;16 (5):700-12.

Mericske-Stern R, Oetterli M, Kiener P, Mericske E. A folow-up study of maxillary implants supporting an overdenture: clinical and radiographic results. *Int J Oral Maxillofac Implants* 2002;17(5):678-86.

Misch CE. Implantología contemporánea. 3ª ed. Barcelona: Elsevier. 2009.

Misch CE. Prótesis dental sobre implantes. Barcelona: Elsevier. 2015.

Moreno Zevallos SL. Gestión del área de trabajo en el Gabinete Bucodental. Madrid: Ed. Vértice. Sanidad. 2012.

Montero J, Macedo C, López-Valverde A, Bravo M. Validation of the oral health impact profile (OHIP-20sp) for Spanish edentulous patients. *Med Oral Patol Oral Cir Bucal* 2012;17(3):E469-76.

Montero Martín J. Calidad de vida oral en población general. [Tesis Doctoral] Universidad de Granada; 2006.

Montero-Martín J, Bravo-Pérez M, Albaladejo-Martínez A,

Hernández-Martín LA, Rosel-Gallardo EM. Validation the Oral Health Impact Profile (OHIP-14sp) for adults in Spain. *Med Oral Patol Oral Cir Bucal* 2009;14:E44-50.

Musacchio E, Perissinotto E, Binotto P, Sartori L, Silva-Netto F, Zambon S, Manzato E, Corti MC, Baggio G, Crepaldi G. Tooth loss in the elderly and its association with nutritional status, socio-economic and lifestyle factors. *Acta Odontol Scand* 2007;65(2):78-86.

Newsome PR, Wright GH. A review of patient satisfaction: 2. Dental patient satisfaction: an appraisal of recent literature. *Br Dent J.* 1999;186(4):166–170.

Ntabaye MK, Scheutz F, Poulsen S. Patient satisfaction with emergency oral health care in rural Tanzania. Community Dental Oral Epidemiol. 1998;26(5):289-95.

Nuttall NM, Steele JG, Pine CM, White D, Pitts NB. The impact of oral health on people in the UK in 1998. *Br Dent J* 2001;190(3):121-6.

Organización Mundial de la Salud (OMS). Informe sobre la salud en el mundo 2000. Mejorar el desempeño de los sistemas de Salud. 53ª asamblea Mundial de la Salud. Ginebra: World Health Organization Press; 2000.

O´Shea RM, Corah NL. Ayer WA. Why patients change dentists: practitioners´ views. J Am Dent Assoc. 1986;112(6):851-4.

Papadaki E, Anastassiadou V. Elderly complete denture wearers: a social approach to tooth loss. *Gerodontology* 2012;29(2):e721-7.

Pérez Pérez O, Velasco Ortega E, González Olivares Ll, García Méndez A, Rodríguez Calzadilla O. Técnicas quirúrgicas complejas en el tratamiento con implantes oseointegrados del maxilar superior. Un seguimiento clínico de 2 años. *Avances en Periodoncia* 2006;18(1):10-9.

Pietrokovski J, Harfin J, Levy F. The influence of age and denture wear on the size of edentulous structures. *Gerodontology* 2003;20(2):100-5.

Pietrokovski J, Starinsky R, Arensburg B, Jaffe I. Morphologic characteristics of bony edentulous jaws. *J Prosthodont* 2007;16(29):141-7.

Preciado A, Del Río J, Suárez-García MJ, Montero J, Lynch CD, Castillo-Oyagüe R. Differences in impact of patient and prosthetic characteristics on oral health-related quality of life among implant-retained overdenture wearers. *J Dent* 2012;40(10): 857-65.

Racoveanu NT, Johansen KS. Calidad de la atención. Tecnología para el mejoramiento continuo de la calidad de la atención sanitaria. Foro Mundial de la Salud. 1995; 16:158-65.

Rahn AO, Ivanhoe JR, Plummer KD. Prótesis dental completa. México:Editorial Médica Panamericana. 2011.

Ranta K, Tuominen R, Paunio I. Perceived oral health status and ability to chew among an adult Finnish population. *Gerodontics* 1987;3:136-9.

Rashid F, Awad MA, Thomason JM, Piovano A, Spielberg GP, Scilingo E, Mojon P, Müller F, Spielberg M, Heydecke G, Stoker G,

Wismeijer D, Allen F, Feine JS. The effectiveness of 2-implant overdentures - a pragmatic international multicentre study. *J Oral Rehabil* 2011;38(3):176-84.

Reifel NM, Rana H, Marcus M. Consumer satisfaction. Avd Dent Res. 1997;11(2):281-90.

Reissmann DR, John MT, Schierz O. Influence of administration method on oral healthrelated quality of life assessment using the Oral Health Impact Profile. Eur J Oral Sci 2011; 119(1): 73–78.

Rentch-Kollar A, Huber S, Mericske-Stern R. Mandibular implant overdentures followed for over 10 years: patient compliance and prosthetic maintenance. *Int J Prosthodont* 2010;23(2):91-8.

Requena ML, Suárez M, Pérez O. Encuestas de Salud en España: situación actual. *Rev Esp Salud Pública* 2013;87:547-73.

Ring L, Höfer S, Heuston F, Harris D, O'Boyle CA: Response shift masks the treatment impact on patient reported outcomes (PROs): the example of individual quality of life in edentulous patients. *Health Qual Life Outcomes* 2005;3:55.

Rodríguez-Baciero G, Goiriena de Gandarias FJ, Mallo-Pérez L, la salud bucodental de los ancianos institucionalizados en España. Bilbao: Ediciones Eguía SL 1996.

Sánchez S, Juárez T, Reyes H, De la Fuente J, Solórzano F, García C. Estado de la dentición y sus efectos en la capacidad de los ancianos para desempeñar sus actividades habituales. *Salud Pública Mex* 2007;49(3):173-81.

Sangappa SB. Patient satisfaction in prosthodontics treatment: multidi-mensional paradigm. J Ind Prosthodont Soc. 2012;12(1):21-26.

Sheiham A. Oral health, general health and quality of life. *Bull World Health Organ* 2005;83(9):644-5.

Ship JA. The influence of aging on oral health and consequences for taste and smell. *Physiol Behav* 1999;66:209-15.

Skaret E, Berg E, Raadal M, Kvale G. Realiability and validity of Dental Satisfaction Questionnarie in a population of 23-years-olds in Norway. Community Dental Oral Epidemiol. 2004;32:25-30.

Slade GD, Hoskin GW, Spencer AJ. Trends and fluctuations in the impact of oral conditions among older adults during one year period. *Community Dent Oral Epidemiol* 1996;14(5):317-21.

Slade GD, Spencer AJ, Locker D, Hunt RJ, Strauss RP, Beck JD. Variations in the social impact of oral conditions among older adults in South Australia, Ontario and North Carolina. *J Dent Res* 1996;75(7):1439-50.

Slade GD, Spencer JA. Development and evaluation of the Oral Health Impact Profile. *Community Dent Health* 1994;11:3-11.

Slade GD. Derivation and validation of a short-form oral health impact profile. *Community Dent Oral Epidemiol* 1999;25:284-90.

Slade GD. Ed. Measuring oral health and quality of life. Chapel Hill Ed.: University of North Carolina. 1997

Slade, G. Derivation and validation of a short-form Oral Health

Impact Profile. *Community Dent Oral Epidemiol* 1997;25:284-90.

Ståhlnacke K, Söderfeldt B, Unell L, Halling A, Axtelius B. Perceived oral health: changes over 5 years in one Swedish age-cohort. *Community Dent Oral Epidemiol* 2003;31(4):292-9.

Stewart JF, Spencer AJ. Dental Satisfaction Survey 1999, AIHW cat no.DEN´98. Adelaide:AIHW Dental Statistics Research Unit.

Strassburger C, Heydecke G, Kerschbaum. Influence of prosthetic and implant therapy on satisfaction and quality of life: A systematic literature review. Part 1-Characteristics of the studies. *Int J Prosthodont* 2004; 17(1):83-93.

Subirá C. El paciente odontológico de edad avanzada. Consideraciones generales. En: Echeverría JJ, Pumarola J. El manual de odontología. 2ª ed. Barcelona: Elsevier-Masson; 2008. p.1633-5.

Suominen-Taipale AL, Alanen P, Helenius H, Nordblad A, Uutela A. Edentulism among Finnish adults of working age, 1978-1997. *Community Dent Oral Epidemiol* 1999;27(5):353-65.

Takayama H. Consideraciones biomecánicas en los implantes osteointegrados. En: Hobo S, Ichida E, García LT. Osteointegración y rehabilitación oclusal. Madrid: Marban; 1997.

Teófilo LT, Leles CR. Patients' self-perceived impacts and prosthodontic needs at the time and after tooth loss. *Braz Dent J* 2007;18(2):91-6.

Thomason JM1, Kelly SA, Bendkowski A, Ellis JS. Two implant

retained overdentures--a review of the literature supporting the McGill and York consensus statements. *J Dent* 2012;40(1):22-34.

Trovik TA, Klock KS, Haugejorden O. Predictors of norwegian adult patients' perceived need for replacement of teeth at the time of extraction. *Community Dent Health* 2002;19(2):79-85.
Turkyilmaz I, Company AM, McGlumphy EA. Should edentulous patients be constrained to removable complete dentures? The use of dental implants to improve the quality of life for edentulous patients. *Gerodontology.* 2010; 27(1):3-10.

Van Steenberghe D, Lekholm U, Bolender C, Folmer T, Henry P, Herrmann I, et al. Applicability of osseointegrated oral implants in the rehabilitation of partial edentulism: a prospective multicenter study on 558 fixtures. *Int J Oral Maxillofac Implants* 1990;5(3):272-81.

Wachter RM, Katz P, Showstack I. Reorganizing an academic medical service. Impact on cost, quality, patient satisfaction, and education. *JAMA* 1998;279(19):1560-5.

Walton JN, Pros C, Glick N, MacEntee MI, Pros D. A randomized clinical trial comparing patient satisfaction and prosthetic outcomes with mandibular overdentures retained by one or two implants. *Int J Prosthodont* 2009;22(4):331-9.

World Health Organization (WHO), authors. Active Ageing: A Policy Framework. WHO; Geneva, Switzerland: 2002.

World Health Organization (WHO). Social determinants of health. [Internet] Génova [acceso el 8 de noviembre de 2012]. Disponible en: http://www.who.int/social_determinants/en/.

Wyatt CC, Zarb GA. Treatment outcomes of patients with implant-supported fixed partial prostheses. *Int J Oral Maxillofac Implants* 1998;13(2):204-11.

Zitzmann UN, Marinello CP. Treatment plan for restoring the edentulous maxilla with implant-supported restorations: removable overdenture versus fixed partial denture design. *J Prosthet Dent* 1999;82(2):188-96.

Zimmerman RS. The dental appointment and patient behaviour-differences in patient and practiconer preferences, patient satisfaction and adherence. Medical Care 1988;26(4):403-14.

6. ANEXOS

6

6.1. Anexo 1. Cuestionario OHIP-20E (EDEN)

Le voy a hacer unas preguntas para conocer con qué frecuencia tiene usted problemas con su boca, dientes o dentaduras en las funciones de su día a día. Marque con una cruz la casilla que más se aproxima a la frecuencia con la que percibe dichas situaciones.

		Muchas Veces	Bastantes	Ocasionalmente	Rara Vez	Nunca
01	Ha tenido dificultades al masticar algún alimento por problemas con su boca, dientes o dentaduras					
02	Ha notado retención de alimentos entre los dientes y/o dentaduras					
03	Ha notado que sus prótesis no asientan adecuadamente					
04	Ha notado sensaciones dolorosas en su boca					
05	Se ha notado incómodo al masticar algún tipo de alimento por culpa de sus dientes, boca o dentaduras					
06	Ha tenido úlceras o llagas en su boca por culpa de la dentadura					
07	Ha notado que sus dentaduras son incómodas					
08	Ha estado preocupado por los problemas de la boca					
09	Ha sentido timidez en sus relaciones sociales por problemas con su boca, dientes o dentaduras					
10	Ha tenido que privarse de comer ciertos alimentos por problemas de boca, dientes o dentaduras					
11	Considera que su alimentación es insatisfactoria por problemas de la boca					
12	Se ha notado incapaz de comer con sus dentaduras					
13	Ha tenido que interrumpir sus comidas por problemas con sus dentaduras					
14	Ha estado disgustado por problemas con sus dentaduras					
15	Ha estado avergonzado por sus problemas con sus dentaduras					
16	Ha evitado relacionares con la gente por problemas con su dentadura					
17	Ha estado más irritable con los suyos por problemas con su dentadura					
18	Ha estado más irritable con otra gente por problemas con su dentadura					
19	Ha notado dificultades para disfrutar en compañía de la gente por culpa de su prótesis					
20	Ha notado que su vida es menos satisfactoria por culpa de su prótesis					

6.2. Anexo 2. Cuestionario OHIP-14POST

OHIP-post   Responda con una cruz cuáles de los apartados reseñados en la columna de la izquierda han mejorado, empeorado o se han mantenido igual, a raíz del tratamiento protésico.

		MEJOR	IGUAL	PEOR
OHIP-1	PRONUNCIAR CORRECTAMENTE			
OHIP-2	SABOR Y OLOR DE BOCA			
OHIP-3	DOLORES O MOLESTIAS			
OHIP-4	CAPACIDAD DE HIGIENE DE SU BOCA			
OHIP-5	CAPACIDAD MASTICATORIA			
OHIP-6	ALIMENTACIÓN SATISFACTORIA			
OHIP-7	ESTÉTICA AL SONREIR			
OHIP-8	RELACIONES SOCIALES			
OHIP-9	RELACIÓN DE PAREJA			
OHIP-10	PREOCUPACIONES CON SU BOCA			
OHIP-11	SATISFACCIÓN CON EL ESTADO DE SU BOCA			
OHIP-12	DESEMPEÑO DE SU TRABAJO O TAREAS			
OHIP-13	SATISFACCIÓN CON SU VIDA			
OHIP-14	USO DE MEDICAMENTOS PARA ALIVIAR			

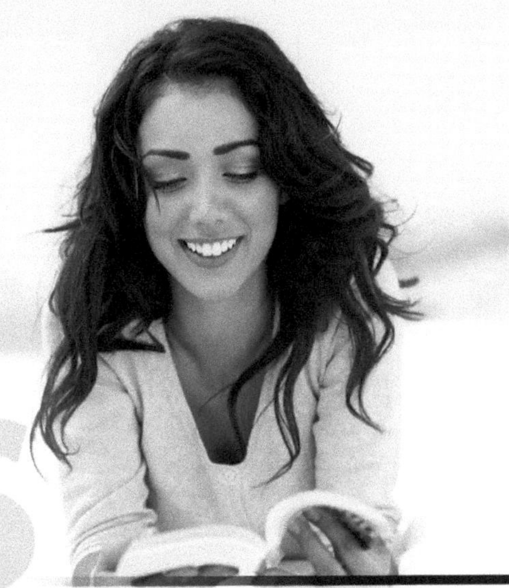

Buy your books fast and straightforward online - at one of the world's fastest growing online book stores! Environmentally sound due to Print-on-Demand technologies.

Buy your books online at

www.get-morebooks.com

¡Compre sus libros rápido y directo en internet, en una de las librerías en línea con mayor crecimiento en el mundo! Producción que protege el medio ambiente a través de las tecnologías de impresión bajo demanda.

Compre sus libros online en

www.morebooks.es

SIA OmniScriptum Publishing
Brivibas gatve 1 97
LV-103 9 Riga, Latvia
Telefax: +371 68620455

info@omniscriptum.com
www.omniscriptum.com

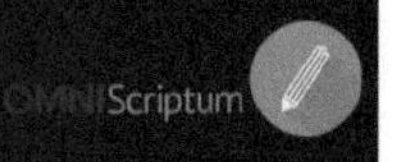

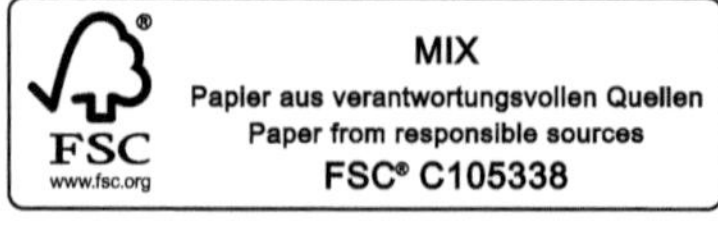

Printed by Books on Demand GmbH, Norderstedt / Germany